留住青春

不留痘

主 编　何黎　鞠强　项蕾红

副主编　郑志忠　温海　顾军　许爱娥

人民卫生出版社

·北京·

图书在版编目（CIP）数据

留住青春 不留痘 / 何黎，鞠强，项蕾红主编. —
北京：人民卫生出版社，2022.4
ISBN 978-7-117-32673-5

Ⅰ. ①留… Ⅱ. ①何… ②鞠… ③项… Ⅲ. ①痤疮 –
防治 Ⅳ. ①R758.73

中国版本图书馆 CIP 数据核字（2021）第 272306 号

人卫智网	www.ipmph.com	医学教育、学术、考试、健康，购书智慧智能综合服务平台
人卫官网	www.pmph.com	人卫官方资讯发布平台

留住青春 不留痘
Liu Zhu Qingchun Bu Liu Dou

主　　编：何　黎　鞠　强　项蕾红
出版发行：人民卫生出版社（中继线 010-59780011）
地　　址：北京市朝阳区潘家园南里 19 号
邮　　编：100021
E - mail：pmph @ pmph.com
购书热线：010-59787592　010-59787584　010-65264830
印　　刷：廊坊一二〇六印刷厂
经　　销：新华书店
开　　本：889×1194　1/32　印张：6.5
字　　数：157 千字
版　　次：2022 年 4 月第 1 版
印　　次：2022 年 5 月第 1 次印刷
标准书号：ISBN 978-7-117-32673-5
定　　价：49.00 元

打击盗版举报电话：010-59787491　E-mail：WQ @ pmph.com
质量问题联系电话：010-59787234　E-mail：zhiliang @ pmph.com
数字融合服务电话：4001118166　E-mail：zengzhi @ pmph.com

编写人员名单

（排名不分先后）

昆明医科大学第一附属医院

何　黎　吴文娟　涂　颖　杨建婷　邹丹丹　何　倩

邓圆圆　舒　鸿　王红梅　孙东杰　徐　丹　赵维佳

项惠艺　张圆瑾　杨　霄　杨　智

杭州市第三人民医院

许爱娥　陈惠英

上海交通大学医学院附属仁济医院

鞠　强

复旦大学附属华山医院

郑志忠　项蕾红　马　英

陆军军医大学西南医院

杨希川　万　梅

北京大学第一医院

吴　艳

西安交通大学第二附属医院

曾维惠　何淑娟　任建文

西南医科大学附属医院

熊　霞

中国医学科学院整形外科医院

闫　言

中国人民解放军总医院第一医学中心

解　方

重庆医科大学附属第三医院

郝　飞　钱　添

空军军医大学西京医院

马翠玲

新疆医科大学附属中医医院
刘红霞 欧韵

南京医科大学第一附属医院
骆丹 刘娟 曾霓

广州市皮肤病防治所
刘玉梅 张淑娟

中南大学湘雅二医院
肖嵘 邱湘宁

吉林大学白求恩第一医院
钟淑霞

成都市第二人民医院
路永红

山东大学齐鲁医院
李颖

延边大学附属医院
崔艾丽

昆明市延安医院
杨小燕

昆明医科大学附属儿童医院
舒虹 邢璐

南阳市第一人民医院
毕晓东

甘肃省中心医院
柳文红

河南省人民医院
杨莉

云南省第一人民医院
曹萍 吴一菲 关真

海军军医大学第二附属医院
（上海长征医院）
温海 王晓莉

云南省曲靖市第一人民医院
卢凤艳 乔娜 张晋松

福建医科大学附属第二医院
郭燕妮 许天星 李坤杰

内蒙古医科大学附属医院
王媚媚

三门峡市中心医院
郑小景

无锡市第二人民医院
陶诗沁

首都医科大学附属北京潞河医院
郑玲玲

哈尔滨医科大学附属第二医院
柏冰雪

河南省中医院
方玉甫 王丽

云南省普洱市人民医院
华颖坚

中山大学附属第三医院
郑跃

中国人民解放军空军总医院
王瑞艳

江西中医药大学第二附属医院
刘巧

毕节市第一人民医院
林伟清

江西省皮肤病专科医院
李光

海军军医大学第一附属医院
（上海长海医院）
顾军

序

　　痤疮是一种慢性病，据统计，在青春期其发病率可高达85%。更为严重的是该类疾病主要发生于面部，不仅影响患者的身体健康，更易因容貌受损影响患者的心理健康。痤疮防治已成为满足人民群众对美好生活向往，增加人民幸福感必须解决的问题。

　　为更好地宣传痤疮预防、治疗知识，引导全民科学护肤，以学术赋能行业，共同践行"健康中国"战略，中国中西医结合学会皮肤性病专业委员会自2018年至今已连续三年举办"9·19中国痤疮周"公益活动，普及痤疮基础知识及健康教育知识。针对活动中收集到的大量痤疮患者感兴趣、希望了解的问题，何黎教授、鞠强教授、项蕾红教授组织全国皮肤科78位专家、学者编写了学术与趣味并存的科普书籍——《留住青春 不留痘》。本书立意新颖、内容丰富，对解决痤疮患者在痤疮防治中的困惑，推动痤疮预防和治疗具有重要意义。

　　本书参编作者均是我国皮肤科学领域从事多年临床、教学、科研的专家、学者，具有非常好的权威性，收入了国内外痤疮最新研究成果，反映了痤疮最新研究动态，内容系统，从痤疮的病因、影响因素、治疗、不同年龄阶段特点、患者应该如何进行日常护肤和全程管理等进行阐述，针对收集的大量痤疮患者最感兴趣的问题，结合编者多年临床经验的积累进行撰写，有较好的实用价值，是广大痤疮患者很好的学习参考书。

我相信该书的出版，对广大群众科学、正确认识痤疮有极大的帮助，有助于提高全民防治痤疮水平，是广大"痘痘"患者的福音。希望该书的出版能得到读者和同行的认可和欢迎。

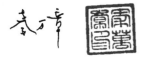

2022 年 3 月 7 日

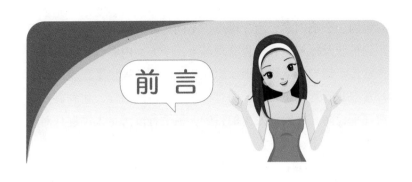

前言

　　痤疮俗称"痘痘"，好发于青春期，是一种主要累及毛囊皮脂腺单位的慢性炎症性皮肤病，研究发现超过 95% 的人一生中会患有不同程度的痤疮，已成为皮肤科最常见的损容性皮肤病。痤疮的发生除了在遗传背景下，与雄激素诱导皮脂分泌过多、毛囊导管口角化异常、痤疮丙酸杆菌作用以及炎症免疫反应有关外，饮食、肥胖、护肤不当、睡眠等也有一定的影响。因此，治疗不仅要针对病因及发病机制，正确护肤及对疾病日常管理也非常重要。然而，大众对痤疮的认识非常有限，不重视疾病的规范治疗和预防，导致病情反复，易遗留瘢痕，严重影响患者的容貌和身心健康。

　　为普及痤疮健康知识，提升公众对痤疮的认识，中西医结合学会皮肤性病专业委员会自 2018 年开始，连续三年组织"9·19 中国痤疮周"活动。一方面对全民进行痤疮科普教育，同时对数万名痤疮患者进行了调研，获得大量颇有价值的数据。结果表明有 70% 的患者希望了解痤疮的防治知识，不仅要求解决粉刺、丘疹、脓疱、囊肿和结节等皮损，还渴望解决毛孔粗大、痤疮致皮肤敏感、痤疮后遗红色和黑色痘印及瘢痕的问题。为此，我们邀请了我国痤疮领域 78 位专家、学者针对患者需求，以科普形式，将学术与趣味相结合，介绍了痤疮的病因、影响因素、治疗难点、不同年龄段痤疮的特点、如何正确护肤及痤疮患者全程管理等十二个方面内容，旨在通过科普宣传，指导公众科学地认识痤疮，深刻认识接受正规治疗和日常自我管理的重要性。通过科学、规范的治疗，达到有效治愈痤疮，防止并发症发生的目的，最大程度满足人民群众对美好生活的需求。

　　本书笔者倾注了大量的心血，查阅并借鉴了国内外关于痤疮的相关资料，但限于经验和时间，本书存在的不足之处恳请广大读者和同道批评指正，以便于我们再版时完善。

何 黎 鞠 强 项蕾红

2022 年 3 月 7 日

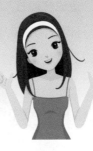

目 录

"痘痘"与生活习惯

"痘痘"与季节、环境

"痘痘"的临床表现

"痘痘"的特殊类型

"痘痘"的外用药物与中医疗法

"痘痘"的口服药物

"痘痘"的医美治疗

"痘痘"患者如何护肤

"痘痘"治疗中的常见困惑

"痘痘"的全程管理

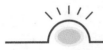

认识"痘痘"

✿ "痘痘"是一种病吗

"痘痘"学名叫"痤疮（acne）"，别名"粉刺""酒刺""青春痘""暗疮"等，是皮肤科的一种常见病和多发病，约有95%的人一生中或多或少会出现"痘痘"。"痘痘"是发生于毛囊皮脂腺的慢性炎症性皮肤病，由于好发于面部，因此具有一定的损容性，尤其是重度痤疮。

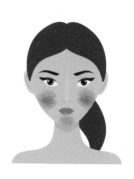

✿ "痘痘"的认识误区

近年来的流行病学调查资料显示：60.4%的人并不完全了解痤疮，由于人们对痤疮的认知度不高，很多痤疮患者没有及时去正规医院就诊，导致后遗症出现。此外，人们对痤疮的认识有很多误区。

1. 不管是患者还是家属都有一种观点，即"长痘"不是病，过了一定年龄会自行消退，无须治疗。

2. 痤疮是治不好的，结婚后会自行消退。

3. 痤疮是内分泌失调引起的。

4. 痤疮治疗只需要去美容机构，不必去医院。

5. 痤疮治好了还是要复发，治了等于白治。

我们曾在门诊接诊过一位18岁的男性患者，因"背部白斑1个月"就诊，诊断为未定类型白癜风（局限型白癜风），皮损有指甲大小，只需局部外用药加光疗即可，但患者对此白斑非常焦急。诊疗的同时，我们告知他颜面密集分布的粉刺、丘疹、脓疱、囊肿、结节是较严重的痤疮，需要治疗，却

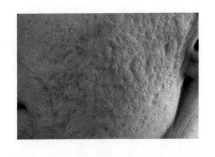

遭到拒绝，因患者认为脸上的"痘痘"不是病，不需要治疗，过了青春期自然会好。后来，这位患者再次因"痘痘"就诊时，面部已经留下了严重的瘢痕。由此可见，"痘痘"若治疗不及时、治疗方法不正规，可留下"痘坑"，学名瘢痕，严重者甚至损容、毁容，影响患者就业、婚姻及身心健康。

　　"痘痘"是一种常见的皮肤疾病，发生过程非常复杂，往往受到多种因素影响，因此我们需要更多了解"痘痘"的病因和发病机制，尽量避免和祛除一些诱发和加重的因素，早期治疗、正规治疗、坚持治疗，辅以科学护肤和良好的生活、饮食习惯，避免因"痘痘"毁坏面部形象而"遗憾终身"。

❀ "痘痘"有哪些危害

　　22岁的小陈（化名）是一名即将毕业的大四学生，近几个月正忙于实习和找工作。她本来是一位阳光开朗、面容姣好的女孩子，然而十几岁时开始长的"青春痘"已困扰了她多年。虽然一些同学脸上也长"痘痘"，但是相比之下她的"痘痘"则严重得多，脸上除了丘疹、脓疱之外，还有一些结节、囊肿。尽管经过了多次治疗，但是"痘痘"总是反复发作，再加上她经常抠、挤，使得美丽的面庞留下了高低不平的"痘疤"。为了遮盖脸上的"痘痘"和"痘疤"，她每天都要化厚厚的妆遮掩，有时出门也会戴上口罩来挡住脸颊，且常常怕出门、怕见人。她开始变得自卑、自闭，甚至有些抑郁，学习成绩也受到了影响。最近，她开始为找工作面试而发愁，糟糕的皮肤使她留给面试官的第一印象大打折扣，而内心的自卑让她低着头不敢与面试官对视，因此求职过程中屡屡碰壁。

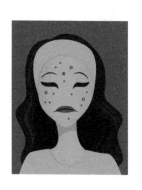

小陈因"痘痘"所受的困扰，也是很多青少年常常碰到的困扰。"痘痘"多发于青春期前后，而该时期的青少年正处于爱美、注重外表的阶段，"痘痘"为何困扰着这么多的人呢？首先，面部的粉刺、丘疹、脓疱有损容颜，对女性而言尤为明显。严重的囊肿、结节以及遗留下的色素沉着和红斑（痘印）、瘢痕（痘坑）会长期损害皮肤，导致整个面部皮肤细腻性、光滑性、肤色均匀度下降，从而影响面部的整体美感。其次，"痘痘"的皮肤损害本身也会引起患者敏感、焦虑、忧郁等不良情绪，导致患者不愿意与人交流，缺乏自信甚至"自惭形秽"，对患者的心理、精神、情绪造成困扰，从而影响其日后的生活、择业、择偶、社交等。

综上所述，"痘痘"对患者的身心健康都会产生危害。因此，长了"痘痘"要早期、积极地治疗，避免或减少"痘印""痘坑"等长期损害的形成。此外，还要为患者提供心理疏导和情绪安抚等帮助，帮助保持痤疮患者的身心健康。

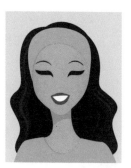

（杭州市第三人民医院　许爱娥）

我的青春为什么会有"痘痘"

✿ "痘痘"会遗传吗

我们经常可以听到患者有这样的疑惑：为什么父母年轻时长"痘痘"，孩子到了相应的年纪也会长"痘痘"呢？难道"痘痘"也会遗传吗？

英国一项基于调查遗传因素和环境因素对痤疮发生率影响的研究表明：81%变异的痤疮是由于父母双方叠加的遗传效应所致，而剩下的19%才归因于环境因素。一项对澳大利亚青少年双胞胎痤疮的研究提示，同卵双胞胎与痤疮遗传的相关性高于异卵双胞胎，对该队列的分析发现痤疮的遗传率高达97%。何黎教授团队利用家系分析法对比了痤疮病例组亲属与健康对照组亲属间痤疮的患病率，发现病例组亲属的患病率加权平均遗传度为88%，显著高于对照组，说明痤疮具有一定的家族聚集倾向，提示有家族史的痤疮患者其子女患病的风险是增加的。当然，这里说的是患病风险增加，并不是一定患病。子女是否患病还受多种因素影响，如过度摄入牛奶、高糖饮食、辛辣饮食，焦虑、熬夜等不良生活习惯等。

长"痘痘"的人，有的症状轻，有的症状重，那么，他们的遗传情况相似吗？由于痤疮是一个几乎每个人在青春期都会发生的疾病，所以不同分型痤疮的遗传情况存在一定的差异。研究发现，重型痤疮受家族史的影响更大，重型痤疮发生增生性和萎缩性瘢痕也与家族史相关，这也提示有增生或萎缩性瘢痕的重型痤疮患者，其子女受遗传因素的影响更大，长严重损容性"痘痘"的风险更高。

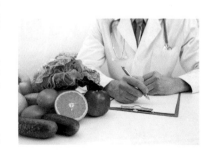

因此，对于年轻时长

"痘痘"很严重的患者，其子女如果患"痘痘"，应该给予高度重视，更加强调早预防、早治疗。

（昆明医科大学第一附属医院　杨霄　吴文娟　何黎）

✿ 哪些基因与"痘痘"遗传密切相关

前面我们提及研究者在不同层面的研究中发现遗传因素在痤疮，特别是在重型痤疮中发挥着重要的作用。那么，是一个基因还是多个基因影响痤疮的发生呢？学者们通过家系亲属的患病率估算了痤疮的遗传模式，发现痤疮属于多基因遗传模式。也就是说，痤疮受两个以上致病基因累积效应的影响，但其发病不是单纯由遗传因素决定，而是遗传因素与环境因素共同在起作用。

既然是多基因遗传模式，是哪些基因影响痤疮呢？目前认为，痤疮的发生与雄激素、微生物及炎症过程密切相关，因此国内外团队的早期研究就利用了候选基因的方法来搜寻和分析痤疮的易感基因。候选基因的范围主要集中在与雄激素代谢、天然免疫、炎症细胞及炎症因子等相关基因上。如雄激素受体 *AR* 基因，与雄激素代谢相关的 *CYP17*、*HSD3B1*、*CYP21A2* 基因，与机体的微生物免疫相关的 *TLR2*、*TLR4* 基因，影响炎症过程的易感基因，如 *TNFA*、*TNFR*、*IL1A*。何黎教授研究团队还利用全基因组关联分析（GWAS）的策略发现两个易感基因 *SELL* 及 *DDB2* 是中国汉族人群重型痤疮新的易感基因，其中，*SELL* 基因可能与痤疮的炎症过程和瘢痕形成有关；*DDB2* 基因可能通过调控 IL-6、IL-8 等细胞因子的表达影响痤疮的发生。此后，团队还通过 DNA 同源片段传递一致性（IBD）分析法深度筛选了重型痤疮新的易感基因 *F13A1*，可能与痤疮雄激素及 IL-6 等细胞因子的表达有关，这些研究结果提示了抗雄激素和抗炎症是痤疮治疗的靶点。

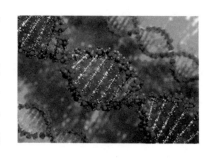

遗传基因上的什么变化影响了痤疮呢？对于痤疮易感基因的研究，目前主要分析易感基因上的某一个基因位点（单核苷酸多态性，SNP）或是几个碱基的短重复序列的拷贝数变化与痤疮发生的相关性。多基因遗传模式的特点是多个基因共同作用，单独某个基因对疾病发生的贡献可能是微效的，且不同个体易感基因的组合还可能各不相同，这也加大了痤疮遗传易感基因研究的难度。目前发现的易感基因位点仅解释了痤疮的部分遗传易感性，因此，还需要继续开展深入研究。

那是不是携带痤疮相关基因易感位点的人就一定会长"痘痘"呢？鉴于多基因遗传模式的复杂性，就算携带了个别易感基因的位点，也只是患病风险相对高一些，并不是一定会长"痘痘"，疾病的发生发展需要多基因累积的共同作用以及环境因素的协同作用。

（昆明医科大学第一附属医院 吴文娟 何黎）

❀ 为什么"出油"多容易长"痘痘"

皮肤的油脂主要来自皮脂腺。皮脂腺是全浆分泌腺，全身除掌跖及指趾腹面外都有皮脂腺分布，其中头面部、额部皮脂腺分布最密集，每平方厘米大约有 800 个；背部稍有减少；四肢更少，每平方厘米只有 50 个，这就可以解释为什么痤疮多发生在面部、部分发生在躯干。皮脂腺的发育和分泌活动有赖于激素的调节，人体中主要是雄激素促进了皮脂腺的发育和分

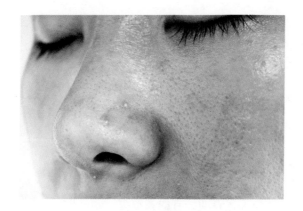

泌，青春期受雄激素水平增加的影响，皮脂腺成熟且分泌增多，所以皮肤"出油"多、面部油腻，这些都是痤疮发生的重要基础，也是痤疮经常在青春期出现的主要原因。

在古代，有一类人几乎不会受到痤疮的困扰，大家猜猜他们是谁呢？有人研究，在古代，被阉割的太监由于缺乏性腺，大大减少了雄激素的分泌，所以基本不会长痤疮。

那么，为什么"油"的皮肤容易长"痘痘"呢？皮脂的主要成分为甘油酯类、游离脂肪酸、蜡脂、固醇类、角鲨烯等多种脂类物质，其中蜡脂、角鲨烯是皮脂中特有的脂质成分。皮脂的主要作用是形成皮脂膜，是参与维持皮肤屏障功能的重要组成部分。过量的皮脂分泌可影响痤疮发生，既与皮脂大量分泌导致毛囊皮脂腺导管角化有关，也与脂质成分的变化有关，比如增加的游离脂肪酸、角鲨烯和蜡脂以及减少的亚油酸等可能导致毛囊皮脂腺导管角化和炎症。

那么，头皮为什么较少长痤疮呢？头皮上的毛皮末梢细长且厚，头发的直径足够宽，可以保持根管没有角质碎屑，避免了堵塞，所以痤疮发生少，而面部痤疮好发的部位一般只有细小的绒毛，毛囊容易堵塞，易产生痤疮。

　　闭锁的毛囊皮脂腺单位和皮脂的存在为嗜脂、厌氧的痤疮丙酸杆菌生长提供了一个良好的生存环境，导致痤疮炎症反应进一步加重，产生粉刺、丘疹、脓疱、囊肿、结节等一系列临床症状。

（杭州市第三人民医院　许爱娥）

❀ 哪种皮肤类型容易长"痘痘"

　　同样是处于青春期，有的人熬夜、吃辣椒、吃甜食，完全不注意饮食健康，却也只是偶尔冒几颗小"痘痘"，而有的人生活规律、饮食清淡，试过各种护肤品，但"痘痘"仍是反反复复，难道真的是上天不公平吗？为什么会出现这种差异呢？哪种肤质更容易长"痘痘"呢？

　　1. 油性皮肤或混合性皮肤（中央油，两颊干）即"出油"多的人群。从上一节中我们已经了解到为什么油脂分泌多更容易长"痘痘"。

　　2. 敏感皮肤　部分人群可能因过度清洁或者护肤不当导致皮肤屏障功能受损，引发皮肤敏感，可能表现为皮肤经常灼热、瘙痒、刺痛、干燥、脱屑，且容易在受外界各种因素如化妆品、温度、紫外线、季节变换等刺激后加重。此时，皮肤脂质代谢失衡，皮肤表面微生态环境失调，原本与皮肤"和平共处"的定植菌可

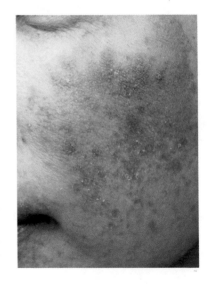

能乘虚而入，转为致病菌，引起一系列炎症反应，出现红肿的"痘痘"。

3. 干性皮肤　是不易长"痘痘"的皮肤类型，但因为缺乏皮肤油脂构成的皮肤屏障，容易转变为敏感皮肤，需要做好适度的清洁与保湿。

4. 中性皮肤　通常是最不容易长"痘痘"的皮肤类型，但要想使皮肤达到一个中性的状态，除了基因决定以外，拥有良好的护肤习惯和健康的生活方式也是非常重要的。

（西安交通大学第二附属医院　曾维惠　何淑娟）

❀ "痘痘"是细菌感染吗

医生坐在诊室里，和蔼地问面前的小伙子："脸上的'痘痘'长多久了？用过什么药啊？"

患者小明（化名）习惯性地摸了摸脸，刚要回答，就被站在一旁的妈妈大声喝住："跟你说了多少次了，不要摸脸，不要摸脸，手上那么多细菌，摸到脸上就长"痘痘"了，你怎么不听呢？"说完，又面向医生稍显得意地说："医生，'痘痘'就是细菌感染引起的，对吧？"

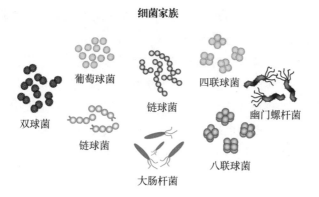

细菌家族

葡萄球菌　　四联球菌　　链球菌　　幽门螺杆菌　　双球菌　　链球菌　　八联球菌　　大肠杆菌

那么，"痘痘"真的是由细菌感染引起的吗？

让我们一起来听听医生的讲解。

"痘痘"医学术语称寻常痤疮，是一种发生在毛囊皮脂腺单位的慢性炎症性皮肤病。提到炎症，你们一定会想到细菌，但它们并不是一个概念！引起炎症的因素有很多，比如真菌、细菌、病毒、化学刺激、免疫因素等，痤疮主要与免疫炎症反应有关系！

小明一听，心中暗喜："'痘痘'跟摸脸没有关系，妈妈以后再也不会因此事烦我了。"

小明的妈妈恍然大悟，很不好意思地说："医生，你看我什么都不懂，原来'痘痘'跟细菌没有关系啊？"

医生继续讲道："也不能这么说，之前已经列举了，痤疮的发病还是可能与细菌有关系的……"

小明和妈妈都很懵，妈妈先急了，问道："这到底是怎么回事？'痘痘'属于免疫炎症反应，不是因为感染了细菌，但却与细菌有关？"

医生耐心地解释道："首先，我们了解一下什么是细菌感染，它是指病原菌侵入人体，引起的局部组织和全身性炎症反应。我们再看看与痤疮发病有关的细菌，如痤疮丙酸杆菌，此细菌属于皮肤正常寄生菌，即在正常人皮肤中也存在，正常情况下对人体有益，因此它不属于病原菌，且本身就在毛囊或者皮脂腺内寄生，并非外界侵入。"

"但是，'痘痘'的发生却与痤疮丙酸杆菌脱不了干系。首先，痤疮丙酸杆菌生活在我们皮肤的毛囊和皮脂腺里，是一种讨厌氧气的细菌（厌氧菌），而毛囊皮脂腺单位就是发生'痘痘'的地方。青春期雄激素水平升高、熬夜、饮食不当、精神紧张等各种因素均可导致毛囊皮脂腺分泌大量皮脂，毛孔被堵塞，皮脂排出受阻，就会造成毛囊皮脂腺形成相对封闭缺氧的环境。此时，痤疮丙酸杆菌就会疯狂生长，分解淤积在毛囊皮脂腺导管内的大量皮脂，产生一种叫游离脂肪酸的物质，过多的脂肪酸可以刺激毛囊皮脂腺导管，产生刺激性炎症，同时促进大量炎症介质合成，并'招募'大量炎症细胞到达炎症部位，扩大炎症范围；另一方面，痤疮丙酸杆菌的表面分子可以与炎症细胞表面的 Toll 样受体结合，介导后续的免疫炎症反应，从而引起'痘痘'的发病及加重。"

小明从小的心愿就是当医生，他听得意犹未尽，说道："我知道了，医生，'痘痘'是这样发生的：雄激素和不良外界因素如饮食不当、熬夜等引起皮脂腺分泌过多皮脂并堵塞在局部，导致本就存在正常皮肤中的细菌过度生长，细菌与皮脂及炎症细胞相互作用，然后毛囊就发炎了。"

妈妈听小明这样一解释，总算明白了："'痘痘'不是单纯的细菌感染性疾病，但是'痘痘'的发病与细菌有关，比如痤疮丙酸杆菌。"

（西南医科大学附属医院　熊霞）

❀ 哪些微生物与"痘痘"密切相关

同学甲：科普大讲堂马上就要开始了，听说今天由皮肤科的老师讲"痘痘"。

同学乙：是吗？太好了，那得赶紧叫上咱们班的同学都去听听，咱们班百分之八九十的同学脸上长有"痘痘"呢！

皮肤科老师："痘痘"，大名叫"寻常痤疮"，小名叫"青春痘"，坊间昵称"痘痘"。"痘痘"常常发生在"豆蔻年华"，当然了，男生也容易得，以面部、胸背部多见，程度可重可轻……

同学们：它对"颜值"的影响真是要人命！

皮肤科老师：因此战"痘"的号角总是在青春期拉响，但战"痘"士们，你们认清敌人了么？下面老师就带着大家一起来认一认那些与"痘痘"发病有关的微生物吧。

大敌之一，痤疮丙酸杆菌。其实，在正常情况下，痤疮丙酸杆菌存在于人类皮肤、口腔、泌尿生殖系统和胃肠道中，对人体有益。比如，它可以通过水解甘油三酯释放游离脂肪酸，对抗常见病原体的侵袭，维持皮肤的健康；同时，游离脂肪酸还有助于维持皮肤表面 pH 的稳定。

同学甲：既然它是有益的细菌，那为什么还是我们"战痘"的敌人呢？

皮肤科老师：因为它是把双刃剑！一方面，青春期皮肤油脂分泌太过旺盛，痤疮丙酸杆菌非常喜欢脂质的环境，会大量增殖，进而大量水解皮脂中的甘油三酯，过多游离脂肪酸的产生，会刺激毛囊皮脂腺导管发生化学性炎症。另一方面，研究表明，"痘痘"与正常人皮肤中痤疮丙酸杆菌的种类有所不同，并且"痘痘"中痤疮丙酸杆菌表面的分子可与炎症细胞表面分子受体结合，介导炎症反应，引起"痘痘"的发病及加重。此外，当人体免疫状态发生改变的时候，本来与人体和平共处的痤疮丙酸杆菌也会和人体免疫系统发生冲突，从而引起炎症反应。

同学乙：老师，那还有其他微生物能引起"痘痘"吗？

皮肤科老师：还有一个未确定的微生物——表皮葡萄球菌。它也是人类皮肤中定居的正常菌，也能对维持皮肤的健康起到帮助作用。科学家研究发现，该菌在"痘痘"皮损区大量繁殖，

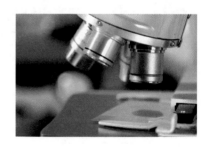

但其与本病发生是否存在因果关系，目前尚待证实。

同学甲：虽然表皮葡萄球菌对"痘痘"的影响并不确切，反对它的大旗还是应该先竖起来，毕竟在"痘痘"中它是升高的。

皮肤科老师：另外，目前有观点认为金黄色葡萄球菌也可能通过与 Toll 样受体结合，抑制局部免疫，促进其自身定植，从而加重"痘痘"发生。

对了，最后，还有一个微生物被认为与"痘痘"发病有关，它就是马拉色菌。有研究发现，痤疮的炎症程度与马拉色菌的数量密切相关，马拉色菌的体积约为痤疮丙酸杆菌的 100 倍，其脂肪酶活性也是痤疮丙酸杆菌的 100 倍左右，它也可以通过介导炎症反应，促进"痘痘"的发生。

（西南医科大学附属医院　熊霞）

❀ 肠道菌群与"痘痘"那些事儿

十六岁的花季，十七岁的雨季，谁不想自己的容颜能永远停留在这个美好的"季节"呢？但是，一起留住的可不包括自己脸上的"痘痘"。实际上，大部分青春期的少男少女有着同样的苦恼：到底要怎样做，"痘痘"才不会如影随形呢？

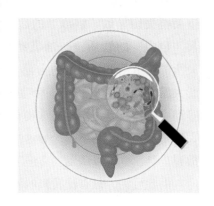

纠正不良饮食习惯、调节作息规律、做好面部清洁……这些可能大家都非常熟悉。作为专业医生，我们想和大家聊一聊大部分"痘痘"患者不知道的那些事

儿：如果想拒"痘痘"于千里之外，必须先调理好我们的肠道菌群。

"痘痘"一般是长在脸上的，怎么会和肠道有关系呢？

首先，从中医的角度讲，"痘痘"属于肺经的问题，因为肺合皮毛，同时，肺与大肠相表里，也就是说，中医认为"痘痘"的发病与大肠是有必然联系的。另外，很多长"痘痘"的小伙伴常常伴随消化不良、腹胀、便秘等苦恼，这也绝非偶然。

肠道菌群是什么？

在人体的肠道里寄居着成千上亿的微生物，包括细菌、真菌、病毒等，而"肠道菌群"是肠道微生物中细菌的总称。正常情况下，肠道内寄生的细菌按一定的比例组成，各菌群之间相互依存、制约并维持平衡，具有调节人体代谢、免疫、内分泌等功能，促进机体健康。肠道微生态的平衡一旦被打破，就会引发一系列疾病包括皮肤病。

肠道菌群失衡是怎样引起"痘痘"的呢？

肠道菌群与"痘痘"发病的具体关系，目前尚无直接证据。但近年来，皮肤科医生发现，长"痘痘"的患者肠道细菌结构和正常人是不一样的。并且，口服益生菌可以缓解"痘痘"症状。

另外，结合肠道菌群在其他领域的研究，科学家提出肠道菌群失衡导致"痘痘"的途径有 3 个：①人体内有一种引起"痘痘"的物质——哺乳动物雷帕霉素靶蛋白（mTOR），失衡的肠道菌群可以通过分泌不好的脂肪酸，激活这个物质；②大脑 - 肠道 - 皮肤是一个生理轴，抑郁、熬夜、睡眠不足等都可能导致肠道微生态失衡，引起"痘痘"；③肠道内细菌大量繁殖，移位到小肠，分泌的大量毒素被小肠吸收入血，播散到全身，也可以诱发"痘痘"。

由此可见，只有让我们的肠道以及它的居民——肠道微生物们都健健康康的，我们才能做到保持"花季的脸庞"，除掉"痘痘"的烦恼！

（西南医科大学附属医院　熊霞）

✿ 真菌，是造成"痘痘"的"凶手"吗

小琳（化名）最近期末考试，每天晚上都得熬会儿夜，而且总是失眠，每天睡前都要喝袋牛奶、吃块甜甜的蛋糕才能入睡。

期末考试终于结束了，昨晚总算睡了个好觉，小琳伸伸懒腰，穿好衣服，准备梳妆打扮一番。好久没有管理自己的形象了，终于可以让自己恢复往日的容颜了，可是，小琳迈出家门去的却不是商场，而是医院，这是为什么呢？

"医生，我长'痘痘'了，太影响形象了，能治疗吗？我的颜值还能恢复吗？我心里真的是很着急呀！"

医生很和蔼地说道："小姑娘，不要着急，你这个需要先查一查真菌。"

小琳心里很纳闷，问道："医生，真菌？真菌感染不是引起'脚气'吗？也会引起'痘痘'？"

医生回答道："真菌引起的疾病很多，可不光是'脚气'，你脸上的'痘'像是真菌感染引起的毛囊炎，需要排除了，才能诊断为'青春痘'，也就是医学上说的痤疮，你所说的'痘痘'。"

小琳依然很好奇，怎么看个简单的青春痘还这么麻烦，赶紧问道："医生，两个病在外观上不能作区别吗？一定要做检查吗？"

医生非常有耐心，解释道："这两种病在外观上是有一定区别的，真菌引起的毛囊炎一般是孤立的半球状丘疹，表现比

较单一，胸背部多见，也可以长到面部，以额头为主；青春痘主要长在面部、胸背部，但外观表现多样，如粉刺、丘疹、脓疱、囊肿、结节等，二者治疗方法不一样，所以需要先检查再确诊。"

小琳听明白了，回复道："好的，我马上去检查！"

……………

"医生，我的真菌检查结果是阴性，应该不是真菌性毛囊炎，还是青春痘吧？"小琳一拿到检查结果，赶紧跑回来找医生。

医生认真看了看结果，"嗯，暂时还是考虑青春痘，就是你说的'痘痘'。"

"医生，'痘痘'就肯定跟真菌感染没有关系了吗？"为了安心，小琳想向医生再确认一下，于是小心翼翼地嘟囔了一句。

医生并没有不耐烦，回答道："小姑娘，你这个目前考虑是'青春痘'，虽然没有诊断为真菌性毛囊炎，但是有科学家研究发现，'痘痘'的发病有可能和真菌有关系，并且和真菌性毛囊炎是同一种真菌，叫马拉色菌，是我们正常皮肤及毛囊皮脂腺里就有的真菌。"

小琳有点儿懵，一脸茫然……

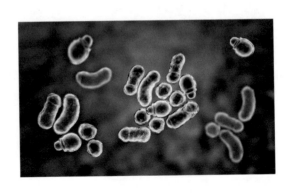

医生接着说："只是，真菌感染引起的毛囊炎，真菌会大量生长，临床可以检查出大量的真菌菌丝及孢子；'痘痘'只是在发病阶段可能跟真菌有关系，真菌作为引起'痘痘'炎症的一个环节，但此时的真菌一般是不会大量繁殖，临床检查一般查不出大量真菌繁殖的证据。"

"哦，原来是这样，医生，我好崇拜你，懂这么多，我明年高考也要填报医学院校……"

（西南医科大学附属医院　熊霞）

❀ "痘痘"是内分泌紊乱引起的吗

"'痘痘'是内分泌紊乱/失调引起的"，这是流传最广，而且也是最具代表性的对痤疮认识的误区之一。虽然痤疮的发生与内分泌紊乱有着较为密切的关系，但大多数痤疮患者体内的各种性激素水平与正常人没有什么不同。很多痤疮患者误认为自己内分泌失调，并因此承受较重的心理负担，不断寻求调节内分泌的种种治疗方法，的确没有必要。

正确认识痤疮与内分泌的关系，首先要了解痤疮的发病机制。目前，认为痤疮的发生主要有四大因素参与其中：①毛

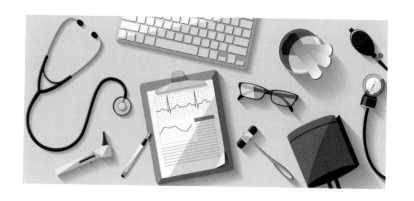

囊皮脂腺导管角化异常；②痤疮丙酸杆菌等微生物的定植；③皮脂腺过度分泌脂质；④炎症和免疫反应。除此之外，有研究表明神经 – 内分泌调节机制、饮食、遗传等都可能参与了痤疮的发生。

就内分泌因素而言，痤疮的发生与血清雄激素水平相关。雄激素在痤疮的发展和病情严重程度中起关键作用，雄激素调控着皮脂腺的发育与分泌，从而参与痤疮的发生。具体表现为雄激素水平升高，促进皮脂腺过度增生并分泌大量皮脂，导致皮脂中游离脂肪酸过高，亚油酸过低。游离脂肪酸可导致皮脂腺导管角化及炎症发生，亚油酸的减少可导致表皮功能障碍、炎症介质渗透以及粉刺形成。此外，雄激素受体和 5α- 还原酶在毛囊皮脂腺导管上高度表达，同时脂质成分改变使皮脂熔点升高、排泄受阻，导致毛囊皮脂腺导管角化异常，从而参与痤疮发生。

但有研究发现，大部分寻常痤疮患者血清雄激素水平与正常人相比并未有明显增加，而是痤疮患者皮肤中的雄激素受体或者雄激素代谢相关的酶出现了异常，导致痤疮患者皮肤对雄激素的亲和力增加或者过于敏感，因此对体内雄激素水平的正常波动反应过度，引起痤疮。

有些女性患者月经前痤疮会加重，也是与体内雄激素水平的波动有关，如多囊卵巢综合征的患者，高雄激素是其主要特征之一，临床表现为月经紊乱、多毛和 / 或痤疮、不孕等。多囊卵巢综合征患者中 95% 的女性可出现痤疮，而前面我们解释过高雄激素是痤疮发生的重要因素。因此，如果"痘痘"患者在月经前明显加重、体毛多、月经紊乱等问题，建议完善妇科 B 超和性激素检查是否有多囊卵巢综合征。

因此，内分泌失调 / 紊乱只是"痘痘"的诱因之一，请大家不要过度担心内分泌的问题，但如果确实存在"痘痘"在月经前加重，同时伴随月经不规律、多毛等问题，就需要警惕多囊卵巢综合征。

（昆明医科大学第一附属医院　王红梅　何黎）

肥胖是否更易长"痘痘"

- 战"痘"士A：疫情期间居家隔离，因为不能出小区，我吃了好多美味的外卖，同时居家也没有运动，腰上长了一圈肉，脸上长了一圈"痘"。大夫，您说长"痘"和长胖有关系吗？
- 战"痘"士B：看到姐妹长得瘦、皮肤好，我也去办了一张健身卡，如今马甲线锻炼出来了，但为什么脸上、背上还是持续"爆痘"？
- 战"痘"士C：希望新的一年里每天喝奶茶、吃炸鸡、涮火锅，还不长"痘痘"！耶！

引起肥胖的病因与痤疮的诱因是有相关性的。例如：过量摄入高脂、高糖膳食，经常夜间进食或暴食，熬夜、睡眠不足，沉迷于电视或电子游戏而体力活动量减少，遗传因素，疾病与药物等。

目前，肥胖与痤疮之间的关系尚不完全明确。但大多数的研究表明，肥胖人群相比于非肥胖人群，痤疮的患病率更高，其原因是肥胖人群饮食摄入量更大，体内与痤疮相关的胰岛素样生长因子（IGF-1）水平更高，

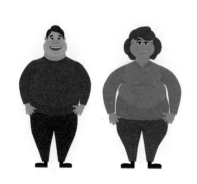

尤其是在短期内体重增加过快的情况下。虽然以色列学者曾对60万义务服兵役期间的年轻人进行横截面调查，发现年轻人中肥胖组比消瘦组的痤疮发生严重程度低，可能与肥胖导致体内雌激素增加，对抗了雄激素作用有关。但这项调查也注明，没有考虑痤疮患者的严重程度和治疗、饮食、避孕药物等潜在因素。所以，不能仅凭此调查确定肥胖和痤疮的因果关系或严重程度关系。

肥胖确实会引起皮肤改变，比如萎缩纹、黑棘皮病等。肥胖相关的代谢紊乱、胰岛素抵抗、病耻感或抑郁等可能会加剧痤疮。库欣综合征患者的特征性的向心性肥胖，是因为肾上腺分泌雄激素过多，造成皮肤油腻进而出现痤疮。多囊卵巢综合征的女性会出现月经不规则、肥胖、多毛、痤疮等典型特征。

维持正常的体重可以缓解部分痤疮，但是对于中、重度痤疮，应当以药物治疗、物理治疗 [如光动力疗法（PDT）、化学焕肤、激光治疗等] 为重点。由于库欣综合征、多囊卵巢综合征、脂溢 - 痤疮 - 多毛 - 雄激素源性脱发综合征（SAHA综合征）也会以肥胖、痤疮、月经不规则为表现，所以长胖又长痘的患者，先不要抱怨自己太难了，要及时明确病因，开展针对性治疗。

（上海交通大学医学院附属仁济医院　鞠强
复旦大学附属华山医院　项蕾红）

"痘痘"与生活习惯

❀ "痘痘"与甜食那点事儿

中国饮食文化博大精深、源远流长，身为一个中国人，深以为傲。

民以食为天，所以很多人在看病的时候也会问道："大夫，我这病是吃什么得的呀？有什么需要忌口的吗？"

下面就聊一聊"痘痘"与甜食的那点事儿。

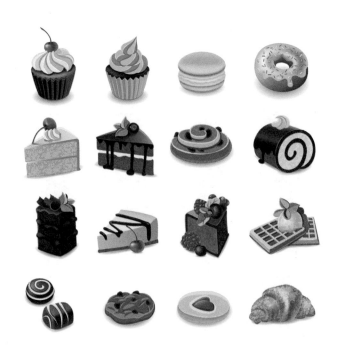

1. 高糖饮食引起痤疮的原理

高糖饮食诱导痤疮的机制主要来自胰岛素抵抗和对皮脂腺脂质合成的影响。相信很多人看了这句话会一脸懵，没关系，只要了解甜食会加重痤疮就可以了。所以，患有痤疮的人应少吃含糖量高的食物。

2. 含糖量高的饮食有哪些

摄入过多血糖指数（glycemic index，GI）较高食物，可能与痤疮发病有关。GI 值 ≥ 70 为高 GI 食物，GI 值介于 56 ~ 69 为中 GI 食物，GI 值 ≤ 55 为低 GI 食物。

蔬菜中，南瓜的 GI 值大于 70，其他绝大部分蔬菜的 GI 值小于 15，在这就不一一列举蔬菜的 GI 值了。因此，建议痤疮患者少食高 GI 食物，多食低 GI 食物，尤其是多进食蔬菜。

食物的种类数不胜数，哪些食物是高 GI 食物，哪些食物是低 GI 食物呢？在此，我们推荐大家参考食物血糖指数参考中国食物成分表，网上可以非常容易查询到。

有些人看完食物 GI 值表，心里开始犯嘀咕了，表里没有牛肉、羊肉、海鲜，那这些食物能不能吃？在这里告诉大家，目前研究发现，有三种类型饮食可能与痤疮发生有关：碳水化合物饮食（高糖饮食）、乳制品饮食、含 ω-6 高的食物。

因此，牛肉、羊肉、海鲜等既不属于高糖食物，也不属于乳制品，目前也没有明确研究结果显示牛肉、羊肉、海鲜与痤疮有相关性，因此不需要过多忌口，不然造成营养缺失就麻烦了。

最后，再给大家讲解一下植物油和动物油与痤疮的关系。近年来的研究发现，含较高 ω-6 的食物可能参与痤疮的发生，而含较高 ω-3 的食物可能有助于改善痤疮。植物油含有大量的 ω-6，而 ω-3 则主要存在于鱼肝油中。

对于动物油，主要含饱和脂肪酸，因为过多摄入饱和脂肪酸易导致血胆固醇升高，引发慢性疾病如心脑血管疾病，在日常生活中都建议人们少吃，对于痤疮患者，就更需要注意了。

（陆军军医大学西南医院　万梅　杨希川）

❀ "痘痘"与牛奶那点事儿

牛奶含有人体所需的多种
必需氨基酸，很多朋友习惯天
天喝。但是长"痘痘"的人可
就要注意了，牛奶可能会诱发
或者加重痤疮。

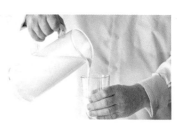

1. 牛奶是怎么影响痤疮的

引起痤疮的因素很多，主要与内分泌、毛囊皮脂腺异常角
化、毛囊内微生物、皮脂分泌增多及炎症等因素有关。

那么，牛奶是怎么影响这些因素的？牛奶中含有的游离
胰岛素样生长因子-1，可引起皮脂分泌增多，从而导致痤疮。
除此之外，其他的科学研究表明，牛奶中含有许多激素，如雄
激素前体雄烯二酮、双氢睾酮以及孕激素等，其中双氢睾酮等
活性雄激素前体可能与痤疮有关。研究认为这些激素可能增加
皮脂的分泌进而加重痤疮。因此，建议大家要尽量少吃乳制
品，包括奶糖、奶油、奶粉等。

2. 脱脂/低脂/全脂牛奶都能影响痤疮吗

是的，牛奶本身含有活性的 IGF-1 和 IGF-2，即使牛奶经
过巴氏杀菌及均质化后仍可检测出高水平的 IGF-1。

不管是脱脂牛奶还是全脂牛奶，主要的（80%）蛋白质组
分为酪蛋白，其余 20% 为乳清蛋白。虽然这两种蛋白都对人
体的健康有很大的益处，但是乳清蛋白能刺激胰岛素的分泌，
而酪蛋白具有较强的促 IGF-1 分泌作用。脱脂、低脂和全脂牛
奶，这三者最大的区别是脂肪含量的不同。但 IGF-1 是水溶性
的分子，在脱脂牛奶中存在的含量可能更高，有研究发现大量
脱脂牛奶的摄入可能与痤疮有关。

所以，"痘"友们需要注意，少喝牛奶（尤其是脱脂牛

奶）能够预防痤疮的加重。

3. 少喝牛奶具体是怎么个少法呢

《美国皮肤病学会杂志》发表的研究表明，每天喝2杯（大约400毫升）以上脱脂牛奶的女性，患痤疮的概率提高了44%。而我国膳食指南推荐量为每人每天进食相当于300克鲜奶的奶类以及奶制品，如果全部为牛奶，最多也就是约300毫升，所以每天牛奶的摄入量尽量在300毫升及以下。

4. 这么多饮食要注意摄入量，营养怎么能跟得上呢

首先，上面所说的与痤疮可能有关的食物，只要不过量进食一般是没有问题的。此外，有其他的食物可以代替牛奶以及乳制品，比如，酸奶在发酵过程中破坏了大约75%的IGF-1，"痘"友们可以放心喝，用豆浆、鸡蛋代替牛奶也是不错的选择。

（陆军军医大学西南医院　万梅　杨希川）

❀ "痘痘"与辛辣食物那点事儿

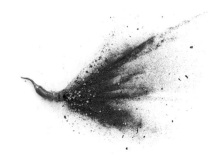

痤疮患者到医院就诊可能会有这样的经历，医生大多会嘱咐说少吃辛辣、油腻食物、甜食、乳制品。有些患者说："吃了辣椒好像没什么影响呀！"而有些患者就要反驳了："吃了辣椒第二天起来准会冒新的'痘痘'"。大家肯定会问，辛辣食物对痤疮到底有没有影响，下面就聊聊辛辣饮食对痤疮患者的影响。

1. 辛辣食物不一定加重痤疮

再次强调，只有三种类型饮食明确可能与痤疮发生有关：

一种是高糖饮食（高 GI 饮食），一种是高乳制品饮食（特别是低脂牛奶），另外一种是含 ω-6 高的食物。而辛辣食物与痤疮的关系仍缺乏相关证据。一项 69 名痤疮患者参与的问卷调查显示，65.2% 的患者在食用辣椒后病情加重；另一项通过随机抽取全国 1000 多名大学生的研究表明，西南地区人员虽然普遍喜食辣椒，但痤疮发病率并不突出，且低于华南、华北地区，以上说明辛辣食物不一定与痤疮有相关性。

2. 辛辣食物有可能"间接"引起痤疮加重

有些人食用辛辣食物后痤疮加重，可能是因为辛辣食物含盐量、含油量较高，高盐、高油的摄入会引起痤疮加重；而且辛辣可以刺激并增加食欲，让人吃更多的东西，进而摄入更多的盐和油，以及高 GI、含糖食物等。

3. 别不信，辛辣食物中的高盐有可能加重痤疮

在烹饪辛辣食物时，盐和油的用量很容易增加，导致盐和油的摄入量都超标。我国居民膳食指南推荐成人每天食盐摄入不超过 6 克，每天烹调油摄入 25 ~ 30 克。Darouti 在 *Journal of Cosmetic Dermatology* 杂志发表的研究表明，钠盐和辛辣摄入量的增加有可能使痤疮的脓疱和囊肿的数量增多。

总之，目前辛辣食物与痤疮的关系仍缺乏相关证据。如果食用辛辣食物后没有加重痤疮则不需要忌辛辣食物，但是如果食用辛辣食物后痤疮明显加重则需要忌辛辣。

（陆军军医大学西南医院　万梅　杨希川）

✿ 吃酱油会加重"痘印"吗

坊间有一种传闻——"吃了酱油皮肤会变黑"，所以，无论是脸上长斑的还是起痘的人群，都怕自己的脸因为吃了酱油而变黑。看门诊的时候也经常有患者问："医生，我能吃酱油

吗？"这种传闻究其根源是
从中医理论中"以形补形"
的概念错误地转化而来的，
就像"吃猪腰补肾""脚骨折
吃猪蹄"一样，我们不要盲
目听信所有的"以形补形"
言论，以免走入误区。

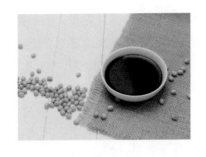

　　痤疮经治疗后通常会暂时留有红色或黑色"痘印"，一般
3～12个月乃至更长的时间才会慢慢消退。"痘印"的形成其
实是机体组织修复的一种反应。"痘痘"发作时炎症反应会刺
激毛细血管出现扩张，当炎症消退后血管并不能立刻收缩，就
形成了红色"痘印"，同时在皮肤发生炎症反应的时候，也会
产生促进色素生成的细胞因子，促进皮肤中酪氨酸酶合成，造
成色素沉着，进而产生黑色的"痘印"。所以，"痘印"的形成
与炎症反应是相关的。挤压或使用光敏物质都会加重皮肤炎症
反应，从而使"痘印"加重；相反，促进炎症消退和抑制酪氨
酸酶合成的药物会加速"痘印"消退。

　　我们再来看看酱油的主要成分，酱油是由大豆、小麦等经
发酵而酿成的液体调味品，除了水之外，还含有盐、部分氨基
酸、糖、有机酸等营养成分，和其他食物一样，食用后会被人
体分解，转化成被人体吸收的物质。酱油中不含黑色素，不含
任何导致黑色素生成的光敏成分，也不会影响人体的激素合
成。一般的酱油为红褐色，有些颜色特别深的酱油中添加了焦
糖色，但是这种色素也不会增加皮肤中黑色素的量，更不会直
接穿过肠道、血液，沉积到人体的皮肤上。

　　那么，酱油中会不会含有促进黑色素合成的催化剂呢？我
们知道，皮肤黑色素合成中最重要的酶是酪氨酸酶，酪氨酸酶
不能耐受强酸，无论酱油中是否含有酪氨酸酶，当酱油进入胃

内的时候都将被胃酸灭活，失去能催化化学反应的生物活性。

因此，吃酱油是不会使我们的"痘印"加重的。与其徒劳地担心吃酱油会加重"痘印"，不如管住自己的双手，不要抠挤"痘痘"，认真做好防晒！

（中国医学科学院整形外科医院　闫言）

✿ 熬夜对"痘痘"有影响吗

经常熬夜，"痘痘"长得比以前厉害很多，为什么熬夜会使"痘痘"加重？

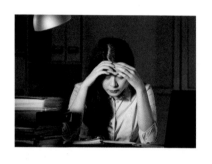

有学者研究发现，睡眠可能是通过内分泌系统，直接或间接影响机体性激素的分泌和炎症因子的生成，从而来影响痤疮的发生。睡眠不足是痤疮的危险因素。痤疮患者生活不规律和面对的压力有所增加，更容易产生焦虑和睡眠障碍。睡眠障碍可使副交感神经兴奋，焦虑患者血浆内 P 物质释放多，P 物质不仅能够影响患者体内的炎症反应，加重痤疮，给患者带来更严重的心理负担，还会导致体内出现内分泌激素和多种神经递质的变化，调节个体昼夜生物节律，影响睡眠状态。这表明痤疮患者焦虑程度与睡眠障碍相互影响，焦虑水平越高，睡眠质量越差，越易形成恶性循环。如果青春期"叛逆的"小朋友们不注意保持规律、健康的作息，经常熬夜，"痘痘"就会更加肆无忌惮地在脸上横行霸道！如果不想"痘痘"爆发，就早点儿关灯睡觉吧！

（南阳市第一人民医院　毕晓东）

❀ 为什么工作压力大"痘痘"加重了

这日，痤疮专病门诊来了一位西装笔挺、风度翩翩、彬彬有礼的小伙子，目测是一位青年才俊。向医生问好后，他便开始倾诉他的烦恼："医生，我最近工作压力挺大的，'痘痘'加重了，请问这是为什么？"

看着他脸上一个个新鲜的、与青春共舞的"痘痘"，医生心中不禁感叹，这又是一个奋"痘"的青春、压力山大的故事。其中原因，医生向小伙子娓娓道来。

首先，工作压力过大、精神高度紧张会导致一下丘脑－垂体－肾上腺轴（HPA轴）的活动增强，引起肾上腺源性雄激素分泌增多。可不要小看这个轴，这是人体内分泌调节的主要路线。

皮脂分泌过多是痤疮发生的一大重要因素，而雄激素可以刺激皮脂腺增生从而分泌更多皮脂。皮脂腺中存在雄激素的受体，当雄激素与皮脂腺中的雄激素受体相遇并结合在一起后，皮脂腺分泌功能增强，从而诱发并加重痤疮。

毛囊口及皮脂腺导管的过度角化是痤疮发生的又一大重要因素。雄激素刺激皮脂腺分泌的皮脂通过皮脂腺导管至毛囊口排至皮肤表面，但痤疮患者皮脂腺导管不通畅，且毛囊口的角质形成细胞黏着性增加，不易脱落，角质层增厚，毛囊开口不通畅。一方面，皮脂腺分泌了过多皮脂，另一方面，过量的皮脂排出障碍，这些皮脂便与脱落的角质形成细胞一起堆积在毛囊口，导致了粉刺的形成，当伴有细菌增殖及免疫、炎症反应时可在粉刺基础上形成丘疹、脓疱，向皮肤深层发展则可形成囊肿、结节。因此，压力导致的皮脂腺分泌过多皮脂，不仅帮忙点了痤疮的"火"，还在"火"上加了"油"！

其次，工作压力大、心理压力大可导致内分泌紊乱，目前

认为神经 – 皮肤 – 免疫系统在痤疮发病中也起到一定作用。精神压力的增加、神经内分泌因素的作用可能导致皮损局部神经肽类物质分泌增加，这些神经肽类物质可以通过刺激皮脂腺细胞和肥

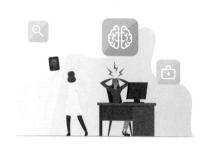

大细胞活性，分泌炎症介质，引起或加重局部炎症反应，导致痤疮加重。一个个小小的毛囊就这样被这些炎症介质包围和攻击，局部爆发了"毛囊保卫战"。

另外，工作压力过大，难免会熬夜、失眠、作息不规律，这样会导致胃肠蠕动节律变化，肠道菌群发生改变，可能会引起便秘，进一步加重痤疮。

最后，与压力山大的"痘"友们共勉：职场压力大，经常减减压，轻松做自己，青春不战"痘"！

（中国人民解放军总医院第一医学中心　解方）

🌸 吸烟会加重"痘痘"吗

多数研究显示吸烟会增加"痘痘"发病的风险，尤其是欧洲的某些研究发现粉刺型成年女性痤疮的发生与吸烟密切相关；也有研究显示仅吸烟这一个因素并不能直接导致"痘痘"的生成；更有意思的是，国外曾有大规模的电话调查显示吸烟者比非吸烟者长"痘痘"的概率低。因此，关于吸烟是否会加重

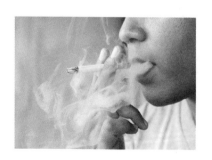

"痘痘"这个问题，目前答案尚有争议。

烟草制品所产生的烟雾由生物碱、固体颗粒和挥发性气体组成，有毒成分主要包括尼古丁、苯并芘、亚硝胺、一氧化碳以及氰化氢。该烟雾可直接刺激皮肤，产生大量的自由基，造成皮肤损伤。

烟草制品所产生的烟雾是如何加重"痘痘"的呢？

一方面，烟雾中的尼古丁、苯并芘等有害物质可激活炎症细胞释放大量的炎症因子，诱导皮脂腺细胞分化异常以及毛囊闭锁；另外，尼古丁等成分会导致皮脂成分过氧化，刺激毛囊导管过度角化增强，抑制细胞凋亡，从而导致毛囊皮脂腺出口堵塞，皮脂腺分泌物无法正常排出，随后继发细菌感染和免疫、炎症感染，促使"痘痘"形成或加重。

此外，烟草制品所产生的烟雾也会造成皮肤老化，可表现为皮肤的修复能力下降和伤口的延迟愈合，所以吸烟不利于"痘痘"皮肤的修复，还可能会导致痤疮瘢痕。

综上所述，吸烟对"痘痘"的确是有一定的不良影响，戒烟以及远离二手烟对于"痘痘"的改善以及防止皮肤老化都是非常有好处的。

（北京大学第一医院　吴艳）

✿ 饮酒会加重"痘痘"吗

饮酒与"痘痘"的关系目前仍有争议。有研究显示，饮酒与长"痘痘"没有必然联系，但也有研究显示饮酒可以增加"痘痘"患病的风险。部分临床医生倾向

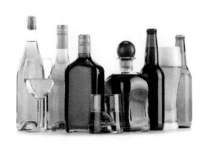

于认为饮酒是导致痤疮发病的因素之一，且有研究证实，饮酒是女性迟发性痤疮发病的主要危险因素。

饮酒与"痘痘"的关系需要从酒精本身的作用，以及酒内其他成分的作用两方面来说。酒精进入人体后会引起氧化应激反应，影响皮脂腺的分泌，还可能加剧"痘痘"局部的炎症反应。酒精类饮品除了酒精还混合了一定量的蛋白质、糖以及氨基酸等成分，长期饮酒这些物质也会促进皮脂分泌。另外，长期饮酒导致的胰岛素抵抗和代谢问题也与痤疮发生密切相关。

虽然饮酒与"痘痘"的相关性目前尚不明确，但是饮酒确实会引起机体内部产生一系列的变化，导致"痘痘"加重或者复发。如果你正在经受"痘痘"的困扰，或者是反复长痘，尤其是在饮酒后有病情加重或复发的病史，则建议不要饮酒。

另外，对于一些服用异维A酸等药物的痤疮患者来说，同时饮酒会增加肝脏的负担和影响药物代谢，需要戒酒。

愿每位痤疮患者都能适时控制饮酒，把酒精对"痘痘"可能的影响降到最低。

（北京大学第一医院　吴艳）

❀ 长时间使用电子产品会加重"痘痘"吗

"医生，我是一个程序员，每天要面对电脑工作8个小时甚至更久，加上使用手机的时间，每天面对电子屏幕甚至超过12个小时，面部出油特别多，感觉'痘痘'疯长，我想知道，长时

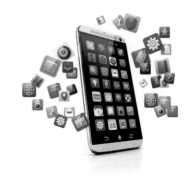

间使用电子产品会加重'痘痘'吗？"

痤疮专科门诊中经常有患者问到以上的问题。

现如今，电子产品和我们的生活息息相关，其视频显示终端（video display terminals，VDT）是引起皮肤变化的主要原因。国内、国外流行病学研究发现，VDT对作业人员的视力、神经及骨骼肌肉系统有一定的危害，也有部分研究显示VDT对皮肤有不良的影响。

世界卫生组织指出VDT有电磁辐射，在它的周围可测得电离辐射：X射线、光辐射、可见光、紫外线、红外线、非电离辐射（高频、甚高频、中频、低频、甚低频、极低频、静电场）。辐射的分类见下图。

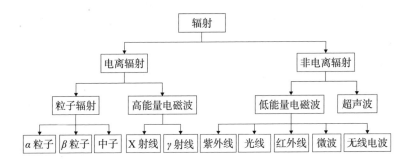

它们的剂量虽然很低，不超过现行的卫生标准，但是，长时间使用仍然对人体以及皮肤造成不良影响。

如电子产品中的红外线等可能与毛囊皮脂腺导管异常角化有关，其次，周围的静电场会吸附灰尘和细菌，进而加重"痘痘"。

所以，长时间使用电子产品是有可能加重"痘痘"的，想要改善"痘痘"，还是尽量减少电子产品使用时间吧。

（昆明市延安医院　杨小燕）

❀ 出汗多容易长"痘痘"吗

近日，痤疮专病门诊来了一位健壮、阳光的小伙子，"医生，您好！我是运动员，我来看脸上的'痘痘'，反反复复。请问容易长'痘痘'和运动后出汗多有关系吗？运动会加重'痘痘'吗？我上网查了，但是众说纷纭。"

首先，合理的运动对于身体和皮肤是有益的。运动能够加速人体的血液循环，提高机体新陈代谢水平，运动后的排汗可以在一定程度上滋润皮肤、维持皮肤表面水脂膜屏障的作用。而且，合理的运动可以减压，而压力过大通常是导致痤疮生长的一个重要因素。经常运动还能够提高机体、皮肤的免疫力，促进睡眠，让皮肤和身体机能保持良好状态。

"那就是说，运动出汗不会加重'痘痘'喽？"小伙子迫不及待地总结道。

不是的，虽然运动本身的出汗与痤疮没有必然的联系，但是运动过程中的某些因素可能会引起痤疮加重，比如运动器械或衣物与皮肤的摩擦，可能会引起局部皮肤受损破坏皮肤屏障功能，皮肤容易受到外界物质的刺激和感染，可能会加重痤疮。

运动后如果大量出汗，且未能及时清洗、擦干，皮肤局部容易滋生细菌、真菌，诱发或加重皮肤局部的感染，造成痤疮的加重。

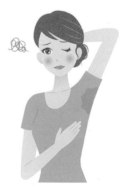

喜爱运动的美女，当然也有一些注意形象的帅哥，如果在运动前使用了比较厚重的 BB 霜、粉底液等化妆品，可能使皮肤的毛孔堵塞，导致运动后的汗液不能顺畅地通过毛孔排出，增加局部感染的概率，进而加重痤疮。

还有，进行户外运动时如果不注意

防晒，长期的日光照射也有可能会引起痤疮加重。

最后，需要注意的是进行高强度的力量训练后，如果服用某些成分不明的增肌健身药物、食物或饮品，也有增加体内雄激素水平的可能，这样也会加重痤疮的，临床上经常遇到运动员因为服用蛋白粉导致的激素性痤疮。

"谢谢医生，我明白了！另外我想问一下，哪些运动是比较适合痤疮患者的呢？"

多进行有氧运动对于身体和皮肤都是非常有益的，比如慢跑、游泳、骑自行车、健步走等。最后，还要注意的是，运动时尽量穿宽松、舒适、洁净的衣服，运动后及时清洗身体，但不能清洗过度，以免破坏皮肤局部的屏障功能。

（中国人民解放军总医院第一医学中心　解方）

❀ 刘海儿和"痘痘"有关系吗

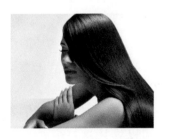

有患者问道："医生，我发际线特别高，为了脸型更美，我选择了最流行的发型——空气刘海儿，可是自从留了刘海儿，本来只有几颗'痘痘'的额头一下变多起来，不知道和刘海儿有没有关系？"

空气刘海儿、齐刘海儿、斜刘海儿等可以很好地修饰面部脸型，遮挡额部的"瑕疵"，比如痘印，因此受到广大年轻人的追捧。但是，对于有"痘痘"的人群，刘海儿可能是潜在的"灾难"。

1. 额头是属于面部皮脂分泌比较旺盛的区域，当皮脂分泌旺盛造成皮脂堆积，而又不能及时清洁疏通，加上毛囊导管口角化异常、皮脂分泌堵塞时，额头上就容易长"痘痘"了，尤其是处于青春期的人群更容易在额头上出现"痘痘"。

2. 过厚的刘海儿会导致额头局部形成闷热、潮湿的环境，尤其是在夏天。虽然不同季节皮脂分泌保持相对稳定，但在高温环境下，机体代谢活性增强，汗液分泌增加，使皮脂更容易排出皮肤表面，皮脂溢出，局部皮肤更容易长"痘痘"。此外，日常活动中刘海儿的摩擦也会刺激皮肤导致毛囊导管，容易角化，引起"痘痘"发生。

3. 刘海儿容易发生静电，从而吸附外界的污垢和颗粒物（如灰尘、污染物、细菌等），刺激局部皮肤，使得皮脂腺导管更容易堵塞，皮脂排泄不通畅，加上细菌滋生，加重局部的炎症，引起"痘痘"加重。

4. 洗头后洗发水、护发素等洗护产品如残留在头发上，其中含有的乙醇、表面活性剂、防腐剂、香料、色素等对皮肤的刺激亦不能忽视。另外，为保持刘海儿的形状，我们常使用定型剂、摩丝、发膏等，使用时会不可避免地碰到额头皮肤。尤其是使用劣质的产品，可能存在微生物超标，加上化工原料的刺激，使得毛囊皮脂腺导管出现堵塞和炎症反应，加重"痘痘"。

在日常生活中我们要注意哪些，既可以留住美丽刘海儿又可以减少"痘痘"呢？

1. 刘海儿不要太厚。

2. 在家或休息时尽量将头发撩起，减少刺激。

3. 注意皮肤的清洁和控油，避免油脂、细菌的堆积。

4. 洗头后尽量清洗干净，避免护发用品残留，少使用定型产品。

（昆明市延安医院　杨小燕）

"痘痘"与季节、环境

❀ 为什么夏季"痘痘"容易比平时多

许多人有过在夏季"痘痘"增多的经历。天气一热,"痘痘"就冒了出来,这是为什么呢?

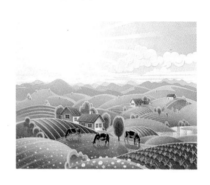

首先,夏季气温每升高1℃,皮脂分泌就会增加10%,皮脂大量分泌是痤疮发生的前提条件。皮脂腺分泌旺盛后,毛囊导管口更容易堵塞,而分泌增多的皮脂也给微生物提供了更好的生长环境,继发微生物感染,从而引起"痘痘"加重。

其次,由于夏季气温高、紫外线强、出汗量增加,女生补妆与涂抹防晒产品的次数增加,化妆品及防晒产品的频繁使用及卸妆的摩擦易导致毛囊导管口狭窄、堵塞。

另外,夏季紫外线较其他季节强,短波或长波紫外线可以损伤皮肤表皮和真皮层,造成皮肤屏障受损,不利于皮肤的修复,使得痤疮加重,且日晒后出汗增多利于细菌生长,引起继发感染。而皮脂在受阳光照射之后,表面的脂质成分鲨烯受到过氧化的作用会增强,过氧化鲨烯与毛囊角化和炎症密切相关。游离脂肪酸的分泌也会有所增加,进而引发炎症反应。

总的来说,痤疮是一种累及毛囊-皮脂腺单位的炎性皮肤病,与季节无直接关系。但在夏季时毛囊皮脂腺分泌活跃,化妆品、防晒产品频繁使用,环境中紫外线对皮肤的进一步损伤,以及不良生活习惯造成内分泌紊乱,这些因素都会使得痤疮在夏季较易发生。

在夏季,痤疮患者需用温水洗脸,尽量保持局部皮肤的清洁；注意防晒，使用质地清透的防晒产品；减少化妆品的使用；保证充足的睡眠时间，清淡饮食；若患者面部痤疮严重，甚至出现明显炎症反应，需在医生指导下科学、规范治疗。

（昆明医科大学第一附属医院　何倩　何黎
江西省皮肤病专科医院　李光）

⚘ 强烈的阳光照射会加重"痘痘"吗

军训过后，很多学生的"痘痘"突然长了很多，这是为什么呢？是和军训晒太阳有关吗？强烈的阳光照射会加重"痘痘"吗？

答案是肯定的。我们都知道，阳光中有各种波长的紫外线，可以诱导皮肤表面皮脂中具有保护作用的鲨烯氧化为过氧化鲨烯，而过氧化鲨烯是一种具有毒性和促炎性的脂质成分，具有诱导毛囊导管口异常角化、粉刺生成及炎症反应的作用。而且，长期的阳光照射可能导致毛囊结构发生改变，甚至在临床中有一种多发生在中、老年人面部的"日光性粉刺"。此外，在受阳光照射之后，皮肤游离脂肪酸也会有所增加，进而引发炎症反应。

研究表明，过热的环境可诱发和加重痤疮的发生。体温每变化1度，皮脂的分泌率可以变化10%，日晒可促使皮脂的分泌增多，同时，表皮因吸水而膨胀，毛囊皮脂腺导管会反应性回缩，毛囊漏斗部开口缩小，引起毛囊内脂质分泌不畅，发生堵塞，加重粉刺的形成。阳光照射后导致出汗增多，利于细菌生长，进而引发炎症反应。国内何黎教授团队通过大规模流行病学病例对照研究证实，每天暴露日光下 1 小时以上会明显增加患痤疮的风险。

因此，长"痘痘"的朋友一定要注意防晒。

（昆明医科大学第一附属医院 舒鸿 何黎）

❀ 雾霾会加重"痘痘"吗

雾霾天气，大家会减少外出，在室内使用空气净化设备，出门会戴好口罩，使得呼吸系统免受雾霾的侵袭。有很多人问道，裸露在雾霾中的皮肤会受到伤害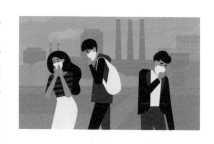吗？网络上盛传雾霾会导致"痘痘"大爆发，很多患者认为自己的"痘痘"是雾霾惹的祸……那么，雾霾到底会不会加重"痘痘"呢？

答案是会。

雾霾主要由二氧化硫、氮氧化物和可吸入颗粒物（PM）组成，前两者为气态污染物，PM 是加重雾霾天气污染的主要原因，其中 $PM_{2.5}$ 指的是大气中直径 $\leq 2.5\mu m$ 的悬浮颗粒，这种颗粒本身既是一种污染物，又是重金属、多环芳烃等有毒物质的载体。

毋庸置疑，雾霾会对人体造成伤害，主要是通过引起氧化应激反应，破坏正常的结构，另外，雾霾还会和紫外线"狼狈为奸"，增加破坏性。目前有研究发现，雾霾对于皮肤的损害很大程度上取决于皮肤的保护层，也就是我们所说的皮肤屏障的完整性。

正常状态下，皮肤的最外层角质层犹如人体的万里长城，可防止身体内部营养物质的丢失，并防止外界有害物质的入侵，这个结构被称为皮肤屏障。皮肤屏障完整时，雾霾中的污染物不容易通过皮肤屏障进入皮肤；皮肤屏障受损时，这些污染物就容易进入皮肤深层，对角质形成细胞造成直接的氧化损害，对于皮脂成分的过氧化，如氧化鲨烯，本身就有导致粉刺和诱发炎症的作用，会加重"痘痘"。另有研究发现，雾霾可加速皮肤的老化，导致色斑。

此外，我们也不能忽视雾霾中的污染物通过呼吸道进入人体所产生的系统反应对皮肤的影响，引起毛囊干细胞紊乱及疾病发生。临床上有许多接触污染物如二噁英导致"氯痤疮"发生的案例。

"痘痘"患者由于炎症和一些口服或外用的治疗，皮肤屏障功能本来就处于受损的状态，因此，要注意修复皮肤屏障功能，抵御雾霾的侵害。

该如何正确防控雾霾给皮肤带来的伤害呢？

做好防护，及时清除附着于皮肤表面的污染物，积极抗氧化、修复屏障功能，能最大程度上避免雾霾加重"痘痘"。

1. 清洁要到位。外出归来，应用温和的洁面产品清洗面部及裸露的皮肤，一般可以洗去大部分附着在皮肤表面的颗粒物。谨慎使用磨砂性洁面产品，避免过度清洁导致的皮肤屏障功能受损。

2. 抗氧化，修复皮肤屏障。皮肤屏障功能是否健康关系到"痘痘"的存亡，使用抗氧化成分对抗雾霾给皮肤造成的氧化损伤，保护皮肤屏障。

3. 做好防晒可以减少紫外线对雾霾的助力。也可以采用戴口罩、面纱等方法，隔绝与污染物接触，减少雾霾在皮肤的附着。

4. 对于一些从事环境污染如垃圾焚烧等工作的人员应注

意防护，并定期进行身体检查。

愿大家为"痘痘"皮肤做好防雾霾的工作，避免"痘痘"加重。

（北京大学第一医院　吴艳）

✿ "水土不服"会引发"痘痘"吗

放假了，门诊顿时多了许多假期回家的大学生，诉说着一回来因为"水土不服"长"痘痘"的状况。那么，"水土不服"真的会引发"痘痘"吗？

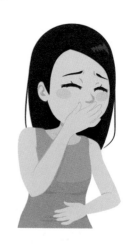

生活中人们经常遇到一种所谓的"水土不服"现象。例如有的人从平原到高原，由于空气稀薄、气压下降而出现不适，明显感到气候干燥，皮肤和嘴唇出现皲裂，鼻腔内干痒；城市里的人来到农村，有的人皮肤会出现斑疹、瘙痒，甚至会有上吐下泻、便秘等情况；有的人从乡村来到城市，因对噪音、灯光和环境不适应而出现疲乏、失眠等。这些均属于"水土不服"的症状。

1. 为什么会产生"水土不服"

在正常情况下，人们的皮肤、黏膜以及与外界相通的腔道，都有细菌、真菌等微生物存在，这些菌群互相依赖，互相制约，彼此和平共处，相安无事，维持着人体与外界的平衡。正常情况下这些菌群对人体不仅无害，反而有益，它们可以促进食物消化，抑制致病菌繁殖，在医学上被称为微生态平衡。当外界环境有了显著变化时，这个正常的平衡就会受到破坏，机体就可能不适应，比如当人们生活的环境出现较大变化时，由于正常菌群的生活环境发生了变化，机体各部的正常菌群在种类、数量、效力等方面都会发生变化。有些平时与机体共存的机会性致病菌由于得不到制约，就会使人得病，而一些平时正常提供营养物质、帮助消化吸收的细菌可能会受到抑制而减少。在进行这种新陈代谢的物质交换过程中，也伴随着能量的交换，最后形成人与自然环境物质交换的动态失衡，从而出现"水土不服"的症状。

2. 导致"水土不服"引发"痘痘"的原因有哪些

（1）生活工作环境：许多人面临着来自社会和家庭的压力，引起不良情绪如：焦虑、紧张、烦躁和抑郁，且长时间得不到合理的途径发泄，导致"痘痘"发生。

（2）个人生活习惯：生物钟调节着人体的新陈代谢，在睡眠中，身体得以调整。皮肤作为人体最大的器官，同样需要得到规律的休整、更新，而作息不规律则更易长"痘痘"。

（3）情绪因素："痘痘"的发生与情绪关系密切。不良情绪如愤怒、抑郁可影响皮脂腺分泌，导致"痘痘"的发生，甚至因搔抓而遗留瘢痕，从而加重情绪紧张与抑郁，形成恶性循环。

3. 针对"水土不服"引起的"痘痘"应该注意什么

（1）注意皮肤的清洁与保湿。平常注意做好皮肤护理工作，该洗脸就洗脸，该保湿就保湿。需要注意，潮湿、闷热的环境更容易滋生螨虫，如果不注意清洁卫生，脸上可能会因为感染螨虫而长"痘痘"。

（2）平常多饮水，特别是在干燥、炎热的环境，有利于维持皮肤正常代谢。专家建议，一天应该喝7大杯水（每杯250毫升左右）。此外，更换环境后要注意生活方式、饮食习惯等尽量不做大的改变。换了环境，心绪容易出现不稳定，可能会莫名其妙感觉到烦躁，可能会忽然感到少许伤感，这都容易引起脸上长"痘痘"。因此，应该学会放松自己，学会排遣生活以及工作上带来的压力，适应新的环境氛围。

（3）遵循良好的饮食习惯。东、南、西、北各个地区的饮食习惯不同，有的偏辣，有的偏甜。如果要想预防因"水土不服"引起的脸上长"痘痘"，饮食方面要注意以下几点：①少吃甜品、油腻食物及乳制品；②避开刺激性食物（包括葱、姜、蒜等调味料）；③少喝酒，不吸烟；④多吃新鲜蔬菜与水果，如土豆、白菜、莲藕、冬瓜、胡萝卜等富含膳食纤维的蔬菜，尽量食用当地、当季的水果，如肠胃不好可以煮熟后吃。

（新疆医科大学附属中医医院　欧韵　刘红霞）

"痘痘"的临床表现

❀ "痘痘"皮损如何演变

可以说，每颗"痘痘"的"长相"都不同，即便是同一个人的脸上，也找不出一模一样的"痘痘"，有的"痘痘"隔夜就消失，有的"痘痘"玩命似地疯长，誓要占领患者的面部。想要清楚原因，就需要了解"痘痘"的一生。

"痘痘"的标准化生长流程：微粉刺——粉刺——炎症性丘疹/脓疱——结节/囊肿——"痘印"/"痘坑"。

在正常情况下，皮肤最外层的角质细胞脱落到毛囊内腔，进而通过毛孔排出。"痘痘"长成的第一步是微粉刺的形成，它是在毛囊上部的角化带——漏斗部出现角化，进而造成皮脂分泌不畅。微粉刺肉眼一般是看不到的。微粉刺既可以逆转回一个正常毛囊，也可以进一步发展为可见的粉刺如白头粉刺或者黑头粉刺。当毛囊皮脂腺导管口角化异常，影响脱落的细胞和皮脂排出时，粉刺就产生了。这个时候抠、挤出的白色物

"痘痘"的演变过程

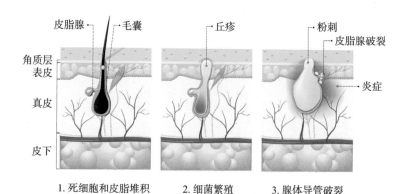

质，实际上就是没有正常排出的角质细胞堆积物和皮脂。

粉刺形成后，角质细胞还会继续正常脱落，皮脂腺亦继续正常分泌皮脂，而角质细胞以及皮脂排出的通道已经被前一波的角质细胞堵住了，以至造成更严重的拥堵，这样会导致两个结局：①粉刺越来越大，终于涨破了"肚子"，突破了原先的粉刺壁；②皮脂腺这个"产油加工厂"收到了周围环境很油腻的信号，会减慢工作的速度，皮脂腺会慢慢退化。皮脂腺萎缩后，寄居在皮脂腺里的一种细菌——痤疮丙酸杆菌可开心了，这样相对封闭的环境以及大量的皮脂，就是他们的天堂，他们在里面快乐地繁殖，成了粉刺升级的最强助力。

有了细菌的参与，这些粉刺慢慢地开始"发炎"，形成了又红又痛的大"痘痘"。痤疮丙酸杆菌在"痘痘"里一边快乐地生长着，一边磨刀霍霍向毛囊，企图进一步扩大自己的领地。在痤疮丙酸杆菌进攻的道路上，细菌肯定是会遇到拦截的，人体的白细胞检测到细菌的进攻，开始发挥防御使者的作用，数以万计的白细胞上阵杀敌，阵亡后就形成了脓疱。

有战斗就有输赢，敌弱我强，人体的皮肤保卫战赢了，"痘痘"的一生也就开始走向衰落，慢慢消退后，留下的红色"痘印"是他们在世间战斗过的痕迹，但是绝大部分会随着时间的推移，了无痕迹。

当然，也有战斗力极强的细菌，不仅干掉了白细胞，还开拓了真皮层的领域，再次将"痘痘"升级，成为"王者"——囊肿/结节。

每一颗"痘痘"都是独立的小生命，有的年纪轻轻夭折，有的顽强走过"精彩的一生"，留下不可磨灭的痕迹。一方面，炎症反应可刺激毛细血管扩张，留下红色"痘印"；另一方面，炎症破坏皮肤巯基，使络氨酸酶活性增加，黑色素生成增多，形成黑色"痘印"。

以上就是"痘痘"皮损的演变过程。

（南京医科大学第一附属医院　刘娟　曾霓　骆丹）

❀ "痘痘"如何分度分级

按照《中国痤疮治疗指南（2019年修订版）》推荐的以痤疮皮损性质将痤疮分为3度、4级。只有粉刺的皮损是Ⅰ级（轻度）。不要小看这些粉刺，一方面，粉刺是痤疮炎症性皮损开始的基础，如果没有得到有效控制，可进展为炎性丘疹、脓疱、结节和囊肿等不同严重程度的皮损；另一方面，早期的微粉刺中也存在炎症反应，可以形成难治的冰锥型瘢痕。粉刺进一步发展可以形成炎性丘疹和脓疱，有炎性丘疹的是Ⅱ级（中度），有脓疱的是Ⅲ级（中度）；有些皮损还可以进一步发展为结节、囊肿甚至聚合性囊肿等，属于Ⅳ级（重度）。

为什么要对痤疮进行分度分级呢？痤疮临床多种多样的皮损表现代表了痤疮的严重程度，也与临床上选择相应的治疗方案密切相关。因此，分度分级不仅有助于医生了解患者的皮损严重程度，而且对于选择相应的治疗方案及预判病情的转归都是很有意义的参考。

（山东大学齐鲁医院　李颖）

❀ "痘痘"是青春期的"专利"吗

答案是否定的。随着社会发展以及诸多因素的影响，痤疮存在于各个年龄阶段，临床上将非青春期类型的痤疮分为婴儿痤疮、儿童痤疮、青春期前痤疮、成人痤疮等。我国流行病学调查显示，超过25岁的成人痤疮发生率占到31%，说明"痘痘"不是青春期的"专利"。

那么，非青春期痤疮的发生与哪些原因有关呢？

一些中年人因生活节奏加快、生活和工作压力大，以及女性特殊的生理周期、饮食习惯等诸多因素导致青春期后也发生"痘痘"；空气的污染，如汽车尾气增多，各种护肤品和化妆品的不当使用，以及一些特殊职业长期接触化学物质，如沥青等可导致"痘痘"的发生；由于出生前母体中的激素水平影响和出生后母乳喂养等，还可导致新生儿痤疮、婴儿痤疮、儿童痤疮、青春早期痤疮；还有妊娠期和哺乳期产生的"痘痘"，考虑也与体内激素水平等相关。

因此，"痘痘"不完全是"青春"痘，从呱呱坠地的婴孩，甚至到耄耋老人，都有可能发生。我们要从客观因素去分析发病的原因，才能有效找到解决的办法。

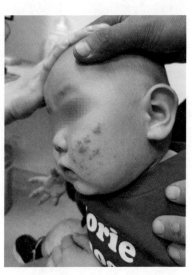

（延边大学附属医院　崔艾丽）

❀ 新生儿为什么会长"痘痘"

新生儿长有"痘痘"（通常发生于出生后 2～3 周内），在医学上称为新生儿痤疮，这个疾病其实是很常见的，比例甚至高达 20%。

新生儿痤疮主要由皮脂腺的增生和皮脂的大量分泌引起，主要有 3 个方面的原因：①胎儿的肾上腺相对较大，能够产生大量的β-羟化激素，此激素能刺激皮脂腺的增生和皮脂的产生；②母体的雄激素通过胎盘进入胎儿体内，刺激胎儿皮脂腺分泌增加；③男孩的睾丸生成的雄激素（主要生成睾酮）也会刺激皮脂腺的分泌，因此男婴的痤疮发病率要高于女婴。

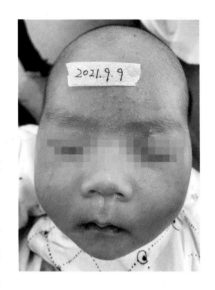

新生儿痤疮的病变通常局限于面部，也可见于颈部和躯干。大多数受累新生儿有炎症性皮损，也可表现为非炎症性皮损，如开放性和闭合性粉刺。随着脓疱的发展，炎症反应会进一步加重。大多数受累新生儿刚开始长痤疮时，皮肤上会出现淡红色、豆粒大小的丘疹，这些丘疹会逐渐变成黑头粉刺或者白头粉刺；伴随着炎症出现，皮损区域会有脓疱长出来；随着脓疱的发展，炎症反应会进一步加重并形成结节和囊肿。由于炎症反应，有些新生儿长的痤疮会有痒感，因而患儿会经常抓挠患处。

大部分的新生儿痤疮会随着母体激素的消退而改善，极少部分有内分泌问题的新生儿痤疮会延续更长时间。此外，新生儿痤疮有时需要和婴儿湿疹或者特应性皮炎进行鉴别诊断。

（昆明医科大学附属儿童医院　邢璐　舒虹）

✿ 新生儿痤疮需要治疗吗？会不会对生长发育造成不良影响

新生儿痤疮一般病情较轻，可自愈，很少能持续 9～12 个月，亦很少能演变成婴儿痤疮。如果炎症反应较重可外用药物，如过氧化苯甲酰和抗生素（红霉素或克林霉素凝胶、洗剂和溶液）。使用壬二酸（20%乳膏）或温和的维A酸制剂（0.025%~0.05%乳膏）进行局部治疗，可能对粉刺性病变有用。使用药物后大多数病例的痤疮会消退。

新生儿痤疮治愈后会留疤吗？

通常情况下，皮疹治愈后不会留下瘢痕。也有部分炎症严重的患儿其皮疹会形成结节和囊肿，症状消退后会留下点状、凹陷性的瘢痕，擦药难以治愈，不过可以通过点阵激光来修复。

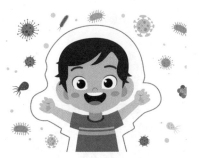

新生儿痤疮会影响孩子的生长发育吗？

根据现有的文献报道，还未发现新生儿痤疮对生长发育有明显的影响。

实际上，对于新生儿痤疮，很多新手爸妈在遇到此类问题时以为是湿疹、皮炎，会自行购买皮肤产品给孩子外用，有时会造成无法估计的伤害。如发现孩子皮肤有问题，建议去医院就诊，判断疾病类型后按照医生的指导给孩子正确用药。

（昆明医科大学附属儿童医院　邢璐　舒虹）

❀ 青春期前痤疮有什么特点

根据发病年龄，青春期前痤疮可分为新生儿痤疮、婴儿痤疮、学龄前儿童痤疮、青春期前痤疮。新生儿痤疮在前面章节中已提及。

婴儿痤疮通常始于出生后3~6个月，但有些发病可能在出生后 14~16 个月，以男婴多见。皮损通常局限于面部，以面颊部最明显。皮损除了粉刺、丘疹和脓疱外，还可能出现结节和囊肿性病变并造成瘢痕。痤疮炎症明显者，持续时间较长，部分患儿痤疮会在 1~2 岁后消失，多数持续到 4~5 岁，极少数可以持续到青春期。

学龄前儿童痤疮发生于 1~7 岁，临床上罕见，如果出现应注意患儿是否有高雄激素血症。鉴别诊断包括库欣综合征、先天性肾上腺增生、性腺或肾上腺肿瘤、青春期提前。临床上应测定骨龄、生长图、血总睾酮、游离睾酮、脱氢表雄酮、硫酸脱氢表雄酮、黄体生成素、卵泡刺激素、催乳素和 17α- 羟孕酮等指标。

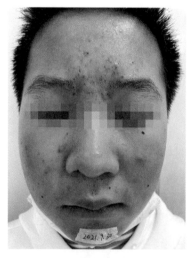

青春期前痤疮是一种在青春期体征出现以前发生的痤疮，具有明显的遗传倾向。痤疮可以说是青春期成熟的第一个体征。肾上腺功能和睾丸或卵巢功能的成熟是青春期发育的两个主要因素。两种因素的异常导致青春期提前，青春期体征出现，青春期前痤疮生成。研究显示，青春期前女性痤疮患者血中硫酸脱氢表雄酮（DHEAs）水平较高。通过青春期前痤疮可以预测青春期痤疮的严重程度。青春期前痤疮最常侵犯部位是前额中部、鼻部和颏部，表现以粉刺性损害为主。进入青春期后皮损增多，炎症加重，多容易形成重度寻常型痤疮。

（昆明医科大学附属儿童医院　邢璐　舒虹）

❀ 过了青春期为什么还长"痘"

我们经常碰到痤疮患者在就诊的时候会问："医生，你看我下巴这个'痘痘'长的又红又肿，每次月经之前特别严重，是不是我激素水平不正常啊？我都快 30 岁了，早都不青春了，怎么还在长呢？"一般痤疮是指发生在青春期的寻常痤疮，但近年来临床发现 25 岁以上的成人痤疮发生率越来越高，其中女性约占 80%，男性占 20% 左右。

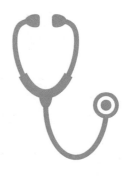

青春期后的痤疮发生因素比较复杂，与多种内、外因素密切相关。比如成人女性痤疮发生的原因多与激素水平的变化密切相关，最为常见的就是多囊卵巢综合征（PCOS）患者，约占育龄女性的 5%，其中 30%～50% 的 PCOS 患者伴有痤疮发生，此外还伴有其他高雄激素血症的表现，如多毛、脱发、月经紊乱等。成人男性痤疮患者病因往往比较复杂，可能与家族史或者痤疮相关综合征乃至反常性痤疮表现有关。

除了激素水平异常外，成人痤疮与遗传、内分泌、精神因素、药物与化妆品、吸烟及环境污染等多种因素有关。成人痤疮兼具有迟发、顽固、经前期加重、可伴内分泌紊乱等特点，临床上应尽早根据患者的病因、痤疮分级、发病部位等进行综合判定以选择治疗方案。

（上海交通大学医学院附属仁济医院　鞠强）

❀ 成人痤疮有什么特点

成人痤疮又叫青春期后痤疮，是指在 25 岁以后发生的痤疮，分为持续型和迟发型两种，前者指 25 岁以前发病，表现为青春期起病，持续到青春期后仍不消退，称为"持续型青春期后痤疮"；后者为 25 岁以后发病，称为"迟发型青春期后痤疮"。

成人痤疮多见于女性，男性也有发病，男女患者之比约为 1∶3。国外有研究显示，20%～40% 的成年人在青春期后持续患有痤疮。成人型痤疮患者除面部外，还会因炎症反应累及至胸部、背部。而成年女性痤疮面部皮疹更好发于面颊和下颌部位。由于成人痤疮患者炎症反应往往更深、更明显，容易留下炎症后色素沉着。

（昆明医科大学第一附属医院　徐丹　何黎）

"痘痘"的特殊类型

❀ "痘痘"只长在脸上吗

提起青春痘，多数人认为是脸部的"专利"，实际上却不是这样的，且看如下这个生动的案例。

躁动不安的青春和频治频出的"痘痘"，使我靓丽、闪亮之颜久蒙灰暗。

又是新的一天，轻快的步伐，清亮的歌喉，美丽的心情，舒适的装扮，我向我的梦想出发了！可是……华丽的外表怎能掩盖内心的无奈，让我说出自己的痛苦吧。

走在大街上，处于"痘"蔻年华的我，充满了青春"痘"的气息，多层隔离霜也阻隔不了它那顽强的生命力，像七十二变的孙悟空一样，它时而出现在面部，时而生长于头皮、胸背部，调 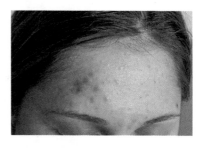 皮的时候还可以出现在腋下、臀部，好尴尬啊！痒了，我抓抓它，然后看到指甲下白乎乎的脓水、血淋淋的污渍，以及经常粘住衣裤的不明液体，还有痛而不语的表情，你们理解我吗？是"痘痘"在作怪！

我的脑门上布满了大大小小的"痘痘"，甚至还有长出来的脓包，陷入了"抓－痛""痛－抓"的恶性循环。我时不时抬起坚实的臂膀，晃动已不甚灵活的颈项来缓解胀痛，而不可言喻的脖颈和双腋，触之疼痛，视之碍眼，我紧皱双眉，不断呻吟，医生在哪里？我想坐下来长叹一口气，但又闪电般地跳跃起来，我咧咧嘴角，这般酸爽的胀痛感，你知道吗？我的臀部也长了数个小脓疱，小脓包又融合为几个大脓包。我顿时觉得自己此刻的动作像极了孙悟空。

这般过程让我显得有点儿颓废，有点儿无奈，找到了医生，把希望寄托于他，希望重返青春的美丽。就诊后我深知这一切都是自作孽，肥甘厚味的狂欢、彻夜网游的放纵、久坐不动的身体，使得调皮的"痘痘"布满我的身体。医生强调，不是所有的"痘"都让你"尽失颜面"，还有许多特殊的表现，比如它们会趴在头皮，可能导致脱发；会附在颈项，让你做不到华丽转身；会铺在你的前胸、后背，甚至形成瘢痕；还会在腋下出现，"串通"汗腺，让你无法做伸展运动；臀部区域也会肆意生长，使你即便累得虚脱也不敢坐在眼前舒适的沙发上。

谢过医生，在治疗室我与床"平行"，皮损处敷上药物，而后打开"红灯"，开始了光动力治疗；结束后带着四环素，涂着维A酸，我毅然决然地走在治疗的路上，与"痘痘"进行持久战！

从自己的经历中我知道了"痘痘"即痤疮，难过的我称其为"打不死的小强"。如上所述，它不止长在脸上，还会长在头皮、颈部、胸部、背部、腋下、臀部、阴阜等皮脂腺丰富的地方，名曰痤疮、反向性痤疮等。治（智）"痘"（斗）不止，学习不止，我将全力以赴，战"痘"到底，将所有的"痘痘"一扫而光！滚蛋吧，"痘痘"君！

（甘肃省中心医院　柳文红）

❀ "痘痘"长在腋下，警惕"反常性痤疮"

一天，痤疮门诊接诊了一位成年男性"青春痘"患者。他一脸愁容地说："医生，我这毛病26年了，年轻时满脸长'痘'，反复治疗还是时好时坏，不只脸上长，腋下、臀部还反复长'脓包'，严重的时候流脓水，好了就留下瘢痕，但旁边又长，去很多地方看过，都说是'毛囊炎'，用过很多药，就是不能根治，最近还严重了，臀部的皮疹还出现溃烂，疼痛难忍。"

一眼望去，患者面部有较多凹陷性瘢痕，散在囊肿、丘疹。患者脱掉上衣，双腋下可见大小不一的结节、囊肿，部分表面破溃，部分已形成增生性瘢痕，牵拉周围组织。

类似的患者，痤疮门诊接诊过多例，医生接着问："其他部位有吗？"

患者说："臀部、大腿都有。"

医生再看患者臀部，发现双侧臀部有较多色素沉着斑，患者说都是以前长皮疹留下的。右侧臀部可见大小不一结节、囊肿，小的如米粒，大的如蚕豆，较大的囊肿已破溃形成溃疡，可见脓性分泌物。

医生又问患者："还有其他地方长'痘痘'吗？家族里其他人员有表现相似皮肤病吗？"

患者说头上偶尔会长几个脓疱，也会好，但会反复。家族中有 20 多人长"痘痘"。

听到这里，医生心里有底了，跟患者和实习医生说，这是一例非常少见的痤疮类型个案，医学上叫反常性痤疮。

真实患病图片，可能引起不适
扫描二维码观看

1. 什么是反常性痤疮

反常性痤疮又叫毛囊闭锁三联征。如上所述，当聚合性痤疮、化脓性汗腺炎和头部脓肿性穿掘性毛囊周围炎同时发生在同一个患者身上时，则叫毛囊闭锁三联征。该病多见于青壮年，男女均可受累。与寻常性痤疮不同，反常性痤疮主要发生于腋窝、腹股沟、肛门、外生殖器周围、头皮及臀部等毛囊皮脂腺、大汗腺较丰富的部位，表现为反复发作的红色丘疹和脓疱，多发的脓肿、囊肿破溃后可形成窦道或瘘管，愈后形成增生性瘢痕，严重时皮损疼痛且有恶臭，新皮损不断发生、发展，故同一患者可见到多种皮损同时存在。该病很难自然缓解，长期迁延不愈。

2. 为什么会得反常性痤疮

反常性痤疮是一种少见的常染色体显性遗传性皮肤病，发病机制目前尚不完全清楚。多项研究显示，遗传因素（如PSENEN、PSEN1 和 NCSTN）、毛囊闭锁、激素水平、免疫紊乱、细菌感染等多种因素共同作用引起此病。此外，肥胖和吸烟也是本病的危险因素，而且吸烟量和体重指数与疾病严重程度呈正相关。饮食不当、情绪紧张、局部压力和外界刺激也会加重病情。本病 30%～40% 患者有家族史，因此遗传因素在该病发生中的机制很重要，本例患者家族中有 20 余例同患，也证实了遗传的相关性。

3. 反常性痤疮如何治疗

反常性痤疮是一种慢性、顽固性疾病，治疗周期长，疗效因人而异，需要在有经验的皮肤科医生指导下用药。早期急性损害者，可短期口服抗生素如利福平、甲硝唑，并加用小剂量糖皮质激素缓解炎症反应，严重者早期联合应用维 A 酸类药物；已成熟的单个脓肿可以切开排脓；顽固性的结节、囊肿，可手术切除。以囊肿为主要表现者，可以尝试光动力治疗，部分患者病情能获得改善；对于泛发顽固的中、重度患者，生物制剂靶向治疗可能有应用前景。皮损局部应保持清洁，可外用抗生素软膏。

4. 如何预防反常性痤疮

（1）养成良好的生活习惯，作息规律，劳逸结合。

（2）戒烟戒酒。

（3）清淡饮食，避免食用辛辣刺激及高糖、高脂食物。

（4）避免不规范的挤压等机械性刺激。

（5）一旦背部、腋下、腹股沟等部位出现疼痛性丘疹、脓疱，及时到医院就诊。

（广州市皮肤病防治所　刘玉梅　张淑娟）

🌸 "聚合性痤疮"的特点

小王（化名）原本是一位帅小伙，但是自打今年开始，他脸上的"痘痘"突然增多，好多长成特别大的包，挤了里面还会流脓，经常1个月、2个月都不会好，不流脓了以后还是满脸的包，脸上突然变得凹凸不平，像火山口一样。胸上、背上也长出了些包，晚上睡觉起来衣服上都是脓，小王平时不敢出门，终于在全副武装下，戴上口罩、帽子，来到医院。

根据小王的病史及临床表现，小王所长的"痘痘"被诊断为"聚合性痤疮"。

真实患病图片，可能引起不适
扫描二维码观看

聚合性痤疮多见于青年人，好发于男性，是痤疮中比较严重的一种类型，患者常伴有痤疮家族史。皮损好发于面颊、颈后、胸部和背部，亦可累及肩部、上臂及臀部。皮损呈多形性表现，包括大量粉刺、丘疹、脓疱、结节、脓肿及囊肿。以囊肿性皮损为主，皮损特征是多头（常为 2 个或 3 个头）囊肿，通过深在的窦道相连而形成较大的脓肿，表现为暗红色、柔软的半球状、隆起性肿块，破溃后流出浓稠的脓、血混合性分泌物，可形成瘘管，愈合后留有凹陷性瘢痕或瘢痕疙瘩。该病病情通常较顽固，常持续多年，但全身状况轻微，偶见低热和关节痛。当本病与化脓性汗腺炎、头部脓肿性穿凿性毛囊周围炎发生于同一患者时，称为毛囊闭锁三联征，也被称为反常性痤疮。

聚合性痤疮容易遗留难以消退的瘢痕，所以应该尽早进行积极治疗。口服抗生素，小剂量、短疗程糖皮质激素和异维 A 酸，配合光动力疗法等都是有效的治疗方法，但要在医生的指导下进行科学选用。

（昆明医科大学第一附属医院　赵维佳　何黎）

暴发性痤疮——痤疮的终极大 BOSS

患者，男性，22 岁，面颊部出现绿豆大小的红色丘疹，后融合呈囊肿样，偶有破溃，胸背部亦出现类似结节，囊肿伴有破溃流脓，很快四肢出现红色斑块伴有流脓，同时出现膝关节、肘关节肿痛。血常规：白细胞 9.18×10^9/L，红细胞 5.06×10^{12}/L，血红蛋白 121g/L↓，中性粒细胞 78.8%↑，淋巴细胞 15.6%↓，单核细胞 4.6%，嗜酸性粒细胞 0.9%，血小板计数 561×10^9/L↑；血沉 49mm/h↑，C 反应蛋白 163mg/L↑；人类免疫缺陷病毒（HIV）、梅毒螺旋体抗体明胶颗粒凝集试验（TPPA）、结核感染 T 细胞斑点试验（T-SPOT）、G- 试验均未见明显异常；下肢溃烂处脓液细菌、真菌、结核培养均阴性；抗核抗体（ANA）、抗可溶性抗原（ENA）抗体谱均无特殊，类风湿因子 < 12.50IU/ml，补体 C_3 1.31g/L、C_4 0.4g/L↑；

血免疫球蛋白 A 5.6g/L↑，血免疫球蛋白 E 67.2ng/ml，血免疫球蛋白 G 18.4g/L↑，血免疫球蛋白 M 1.42g/L。

请问医生："这是痤疮吗，为什么得了痤疮还会发热呢，这怎么和一般的痤疮不太一样啊？"

答："这确实不是寻常痤疮，这是一种特殊类型的痤疮，我们称为痤疮的终极大 BOSS——暴发性痤疮。"

什么是暴发性痤疮？都说痤疮是慢性皮肤病，怎么会暴发呢？是什么原因引起的暴发性痤疮呢？是因为患者体内毒素太多吗？

暴发性痤疮（acne fulminans）于 1975 年由 Plewing 等命名，是一种罕见的、极严重的重度炎症性痤疮，是一种具有痤疮样皮疹伴系统性损害的疾病。该病至今全世界仅报道 200 例左右。

本病病因不明，常见于青年男性，提示和雄激素水平相关。可能的重要因素包括感染、对痤疮丙酸杆菌的异常免疫反应、免疫复合物沉积和药物不良反应如合成糖皮质激素的使用等，但血液细菌培养往往是阴性的，因此其病因并不能简单地归结为体内毒素的关系。

暴发性痤疮有哪些特点呢？

发病急骤，常在无明显诱因或有精神高度紧张时发病，表现为在面部、胸部或背部突然出现红色丘疹、结节、囊肿，并迅速化脓，脓疱或脓肿破溃后形成高低不平的溃疡，伴有疼痛和压痛。全身症状为发热、多发性关节痛和肌痛。体温常在 37.5~38.5℃，可持续 1 周以上，有时可达 39℃。单独应用抗生素治疗效果不佳，少数患者有体重减轻、骨髓炎、肝脾大、贫血、结节性红斑、坏疽性脓皮病、强直性脊柱炎及巩膜炎等多系统症状。

对于暴发性痤疮，实验室检查有什么特别的吗？

　　暴发性痤疮常常伴有系统症状，需要进行一些实验室检查，如血常规，白细胞、中性粒细胞可增高，血沉增快；CD3淋巴细胞计数低于正常值，免疫球蛋白 G 升高，结核菌素试验阴性。脓液细菌学检查往往阴性。组织病理学检查示真皮中部或真皮全层可见中等密度混合性炎性细胞浸润，主要为淋巴细胞、中性粒细胞和组织细胞，局部可形成中性粒细胞脓疡。对于肿痛的关节进行骨 X 线摄片可发现骨溶解性损害或骨扫描发现摄入量增加。

　　暴发性痤疮需要和哪些疾病进行鉴别？

　　主要是与聚合性痤疮进行鉴别。聚合性痤疮是一种较重的痤疮类型，皮损主要分布于面部、背部、臀部，损害有粉刺、丘疹、脓疱、脓疡和囊肿，病程呈慢性和进行性，通常无自觉症状和全身症状，对抗生素治疗效果比较理想，二者可以鉴别。暴发性痤疮同时是几种特殊综合征的表现之一，这些疾病虽然看着复杂，但大家还是要了解一下比较好。

综合征	临床表现	特征
滑膜炎–痤疮–脓疱病–骨肥厚–骨炎综合征（SAPHO）	滑膜炎，痤疮，脓疱病，骨质增生，骨炎	女性多见，平均发病年龄 32 岁，18% 有重度痤疮
化脓性无菌性关节–坏疽性脓皮病–痤疮综合征（PAPA）	化脓性关节炎，坏疽性脓皮病，痤疮	无性别差异，儿童关节炎常见，PSTPIPI 基因相关
坏疽性脓皮病–痤疮–化脓性汗腺炎综合征（PASH）	坏疽性脓皮病，痤疮，化脓性汗腺炎	PSTPIPI 基因相关
化脓性汗腺炎综合征（PAPASH）	化脓性关节炎，坏疽性脓皮病，痤疮，化脓性汗腺炎	PSTPIPI 基因相关

很多人说痤疮是会自愈的，暴发性痤疮是否也可以不用进行治疗，或者选择排毒等美容疗法呢？

暴发性痤疮是一种严重损容性皮肤病，若不及时处理，可以遗留非常严重的瘢痕，影响患者身心健康，因此一旦患有该病绝不能置之不理。更何况暴发性痤疮会有各种全身症状，不及时治疗会对身体健康带来很大影响。

暴发性痤疮患者抗生素治疗往往没有效果。在疾病的最初阶段，口服糖皮质激素很必要，可缓解疾病初期剧烈的炎症反应。一般在 4 周内症状改善后，开始加用异维 A 酸，开始时小剂量使用，之后异维 A 酸缓慢加量至标准剂量并持续使用，以达到 60～75mg/kg 的累积剂量为一个完整的疗程。大家也不要谈到激素就色变，合理规范地使用激素和异维 A 酸对于暴发性痤疮的治疗是尤其重要的。

对激素和异维 A 酸不耐受的部分患者，可以选择氨苯砜或者环孢素，个别患者可以考虑生物制剂治疗，如英夫利昔单抗也可能有效。个别大的囊肿可行切开术，排出其内容物。有时皮损内注射糖皮质激素也可帮助皮损消退。

（复旦大学附属华山医院　马英　项蕾红　郑志忠）

❀ "热带痤疮"与"夏季痤疮"

每年暑期都是皮肤科门诊的高峰期，一大早，门诊候诊大厅就坐满了预约的患者。"请 1 号王小刚（化名）到 5 号诊室就诊"，叫号系统的声音还没停，一位中年妇女带着比自己高出一头的儿子急匆匆地走进了诊室，还没等医生问诊，这位妈妈就焦急地说："大夫，快帮我儿子看看吧，他得了'热带痤疮'，这个病我上网查了，很严重的，都要毁容了……"原来这位小伙子在新加坡上大学，放假回来妈妈发现儿子脸上长了好多大脓包、小疙瘩，有些地方好了留下不少凹坑和红印，非常影响美观，妈妈害怕儿子在热带地区染上了什么传染病，就上网搜索，怀疑孩子得了"热带痤疮"。这一查不要紧，越查越害怕，于是赶紧带孩子到医院就诊。那么，究竟什么是热带痤疮？小刚脸上到底长的是什么呢？

首先热带痤疮和痤疮是有很大差别的，之所以叫"热带痤疮"，是因为这类痤疮一般发生于炎热、潮湿的热带地区，多见于在热带地区工作、执勤的工人、士兵等人群。他们身体强壮，军服、装备负荷重，出汗多、油脂大，加上衣服等摩擦，皮损好发于背部、颈项部、臀部、大腿和前臂等摩擦部位，虽然偶而也会出现在面部，但是非常少见。热带痤疮的皮损特点与寻常痤疮十分相似，主要为粉刺、丘疹、结节和囊肿，因每个人体质的反应不同，痤疮形成的损害程度也有不同，有些人只出现轻微的粉刺，有些人却出现严重的丘疹、结节及囊肿，留下色素沉着和瘢痕。与寻常痤疮不同的是，热带痤疮的患者年龄相对偏大，通常为25岁以上人群甚至包括老年人，且有过痤疮病史的人更为常见。不过，热带痤疮患者预后还是很好的，离开炎热、潮湿的环境后，病情即可缓解。

其实小刚得的是"夏季痤疮"，那么，什么是"夏季痤疮"呢？夏季痤疮和寻常痤疮不太一样，由于夏季高温，日晒后毛囊上皮被破坏，引起毛囊口闭塞，形成丘疹。也有人认为夏季痤疮是日光性痒疹的特殊表现。此外，夏季人体油脂分泌过多，毛囊皮脂腺导管角化异常，堵塞毛孔或清洁不当，诱发痤疮。若治疗不及时，则炎症性丘疹可进一步发展为囊肿、结节甚至遗留瘢痕。所以，虽然小刚妈妈的怀疑是错误的，但是担心并不是多余的，夏季痤疮不及时治疗真的可能会毁容！

真实患病图片，可能引起不适
扫描二维码观看

　　患有痤疮的小伙伴们，千万不要掉以轻心，避免长时间待在炎热、高温环境，并及时到正规医院的皮肤科就诊才是摆脱"痘痘君"困扰的明智之举！

（河南省人民医院　杨莉）

✿ "少女人工痤疮"有什么特点

　　几天前在网站中看到这样一条留言："3 个月前脸上长了许多的痘痘，从 3 月到 10 月每天对着镜子一直抠，直到溃破结痂，好了以后遗留了很深的"痘印"，老是不消退。我自己在网上查了好像是留下了瘢痕。我不是瘢痕体质。想知道这个病能治吗？怎么治疗？现在压力很大，是不是毁容了？"这条留言来自一位 20 岁的女性，从字里行间可以体会到这位少女焦灼的心情。在门诊所面对的大量痤疮患者中，像这样的病例并不是少数。

真实患病图片，可能引起不适
扫描二维码观看

　　这位患者得的是"少女人工痤疮"，又称为"表皮剥脱性痤疮"，是由于患者对长"痘痘"过于紧张，长期用手抠、抓引起的一种人为性皮肤改变，表现为表皮剥脱、抓痕、破溃、色素沉着甚至瘢痕。有这种痤疮表现的患者往往存在心理焦虑等问题。所以最重要（敲黑板，划重点）的一点是：有痤疮千万不要挤，避免搔抓，以免皮肤破损后继发感染，形成脓肿和囊肿。比较重的痤疮及时找正规皮肤科医生就诊。对这类患者除了常规的痤疮治疗外，还要辅以心理治疗，甚至使用抗焦虑药物进行治疗。

（河南省人民医院　杨莉）

❀ "药物性痤疮"有什么特点

张某，18岁，日晒后胸部出现红斑，外用糖皮质激素卤米松乳膏20天后红斑消退，但逐渐出现密集的米粒至绿豆大小红色丘疹及丘脓疱疹，自觉瘙痒，马拉色菌荧光检测阴性，诊断为外用糖皮质激素诱发的"药物性痤疮"。显然，药物可以引起痤疮样发疹，称其为"药物性痤疮"。

真实患病图片，可能引起不适
扫描二维码观看

"药物性痤疮"属于药物性皮炎的一种类型，不是真正意义上的痤疮，是药物通过多种途径进入人体而引起的变态反应。

"药物性痤疮"约占药物性皮炎的1%。那么，到底什么是药物性痤疮？顾名思义就是由药物诱发的痤疮样皮损，也称为药物诱导的痤疮样发疹，即静脉、口服、外用药物后一定时间内出现的红色丘疹、丘脓疱疹，甚至少见的伴有角化的红色丘疹、囊肿等与寻常痤疮皮损类似的皮肤损害。

俗话说"人吃五谷杂粮，岂能无病"？服用药物也在所难免，想必痤疮患者一定想知道自己的痤疮是否为"药物性痤疮"，或者服用的药物是否会加重原有的痤疮？

其实"药物性痤疮"与寻常痤疮相比有一定的特点，"药物性痤疮"往往在出疹前数周至数月有服用治疗其他疾病的药物史；"药物性痤疮"皮损形态最常见的是炎性丘疹、丘脓疱疹，也有较少见的角化性丘疹、囊肿损害，常无原发性粉刺，但皮损以某种单一的形态出现，而寻常痤疮往往同时可见多种形态的皮损，比如同时出现粉刺、炎性丘疹、结节、囊肿等；药物性痤疮皮损不局限于皮脂腺分泌旺盛的部位，年龄也不限于青春期。

根据以上药物性痤疮的特点的介绍，大家对"药物性痤疮"和寻常痤疮的区别想必有了一些了解，下表会加深大家的认识。

区别	寻常痤疮	药物性痤疮
其他疾病用药史	无	有（如结核病、精神障碍、肿瘤等）
病程	多数青春期反复发生，也有发生于25岁后的成人痤疮，时轻时重	多数突然起病，发病年龄不局限于青春期
发病部位	面部、胸背部等皮脂分泌旺盛部位	面部、颈部及非皮脂腺分泌旺盛区域
皮损特点	多形性：可同时出现粉刺、丘疹、脓疱、囊肿、结节	形态单一：炎性丘疹、丘脓疱疹，无粉刺或继发性粉刺
治疗及预后	传统抗痤疮治疗数周至数月控制，停药后容易复发	常对抗痤疮治疗抵制，停用诱发药物皮损逐渐消退，不易反复

　　说到这里大家会问，有时候患病会同时或先后服用几种药物，怎样知道是哪种药物引起或加重原有痤疮呢？大家不妨先看一些临床案例。

　　患者王某某，女，29岁，失恋后患双相情感障碍，服用碳酸锂、富马酸喹硫平片，3个月后面颊部出现暗红色丘疹，偶有脓头，部分瘙痒，因搔抓而结痂，确诊为碳酸锂诱发的"药物性痤疮"。

　　患者吴某，男，68岁，因患肺癌服用表皮生长因子受体抑制剂吉非替尼，3周后口周、前胸、后背非皮脂分泌旺盛区域出现米粒至绿豆大小的暗红色丘疹，部分表面有褐色痂皮，伴有皮肤干燥脱屑及瘙痒，诊断为生长因子受体抑制剂诱发的"药物性痤疮"。

　　患者孙某某，女，23岁，半年前体检发现贫血，口服维生素 B_{12}，4个月后面部出现很多粉刺、少量炎性丘疹，平素生活规律，否认痤疮家族史，否认化妆品使用史，诊断为维生素 B_{12} 诱发的"药物性痤疮"。

　　患者郭某某，男，17岁，患再生障碍性贫血3年，服用环孢菌素和十一酸睾酮半年，服药3个月后面部出现多数暗红色丘疹、结节，少量脓头，诊断为环孢菌素和十一酸睾酮诱发的药物性痤疮。

　　浏览了以上几例较常见的"药物性痤疮"案例，相信大家对诱发痤疮的药物有了一些了解。其实引起药物性痤疮的药物种类繁多，最常见的是糖皮质激素、表皮生长因子受体抑制剂、异烟肼、碘化物、溴化物、锂剂、人工合成雄激素、环孢菌素、维生素 B_{12} 等。按照与诱发痤疮发疹的相关程度分为肯定有关和很可能有关，如下表。

肯定有关（undoubted）	很可能相关（considerable）
糖皮质激素	环孢菌素
人工合成雄激素（如苯丙酸诺龙）	他克莫司
表皮生长因子受体抑制剂（如西妥昔单抗、帕米单抗、吉非替尼）	西罗莫司
异烟肼	维生素 B_{12}
碘化物（如碘化钾）溴化物（溴化钙）	苯巴比妥
锂剂	阿莫沙平

在这里总结一下，当面部、躯干出现形态单一的丘疹、脓疱时，且之前有其他疾病用药史，特别是非青春期年龄阶段、部位不限于皮脂分泌旺盛区域的患者，需要考虑"药物性痤疮"。

当确诊了"药物性痤疮"后，患者最关心的问题肯定是如何治疗。其实"药物性痤疮"治疗最关键的是找到引起痤疮的药物，当该药物可以停止或被替代时，皮疹自然缓慢消退；当原有疾病需要而不能停止诱发药物时，就需要对痤疮样皮疹对症处理，治疗也根据皮损类型及痤疮严重程度来确定，参考痤疮治疗指南个体化治疗。

（西安交通大学第二附属医院　任建文）

❀ 什么是"氯痤疮"？为什么会发生

又到了一周的专家门诊，大部分是寻常痤疮患者，但是，这天来了一位特殊的痤疮患者，他走进来时，戴着口罩，眼神闪躲，没有多数患者的自我介绍和滔滔不绝的病情叙述。待其摘下口罩后，才发现这名患者的皮损与普通痤疮患者也不一样，两颊的眼下处密布着针尖样大小的黑头粉刺，粉刺中夹杂着白色囊肿。以下是这位患者的部分病史。

患者，男，40岁，某化工厂工人，车间生产2-氯苯酚。于2个月前发现面部干燥，并出现了痤疮样皮疹，皮疹呈多发性白头粉刺、黑头粉刺及囊肿，分布于面颊、眼下、耳后和臀部，炎症性皮疹少见，临床初步诊断为"氯痤疮"。嘱咐患者暂停工作，在家休养，远离车间。

"氯痤疮"在日常生活中并不常见，是由于接触某些卤代芳香烃物（氯、氯酚、多氯联苯和二噁英等）引起的，这种卤素最常见于杀菌剂、杀虫剂、除草剂和木材防腐剂。大多数"氯痤疮"病例是由于职业和非职业接触造成的，职业性"氯痤疮"多发生在接触石油、焦油类化合物及卤代芳香烃物的化工厂工人中，非职业性"氯痤疮"主要是由受污染的工业废物和食品造成的。

真实患病图片，可能引起不适
扫描二维码观看

通常接触卤化芳香烃物后，首发症状是皮肤出现红斑和水肿，继而发展为非炎性的粉刺和白色囊肿。氯痤疮的病变分布也具有特征性。在早期，皮肤病变出现在面部和颈部，后来扩展到躯干、四肢、生殖器或其他部位，眼周和眼部下面、耳垂、头发的下垂线和腹股沟也经常被累及，鼻子、口周和眼眶上部通常不会出现皮损。囊肿经常出现在颈部、肩膀、胸部、背部、阴茎和阴囊，囊肿数量的增加是"氯痤疮"恶化的信号。

其他皮肤病变包括皮脂分泌减少与皮肤干燥、色素沉着、多毛症、皮肤增厚、掌趾角化过度。由于氯痤疮不仅是一种皮肤病，而且是一种全身性中毒疾病，因此有时会伴有其他全身症状，如疲劳、厌食、神经病变、阳痿、肝功能障碍、高脂血症、贫血、关节炎、甲状腺肿大和眼炎。

"氯痤疮"的严重程度与暴露的化学物剂量、氯化效力和个人易感性有关，对常规治疗非常抵抗，要防止接触相关化合物，通常要停止接触后至少2～3年才能恢复，有时超过15～30年。

（上海交通大学医学院附属仁济医院 鞠强）

❀ 玫瑰痤疮可不是玫瑰色的痤疮——痤疮与玫瑰痤疮的区别

大二学生小伟（化名）是一名痤疮患者，这天他来复诊，一进门就说："医生，您快帮我看看，我的脸这么红，是不是由痤疮变成玫瑰痤疮了呀？"我看了看他的脸，回答道："小伙子，你这个是痤疮消退后遗留的红斑。虽然痤疮和玫瑰痤疮都有痤疮两个字，可它俩不是同一个病，也不会相互转化，但是有些患者可以同时患有这两种疾病。"

那么，痤疮与玫瑰痤疮到底有什么区别呢？

首先，好发人群不同。虽然所有年龄段都可患痤疮，但痤疮主要好发于青少年时期，而玫瑰痤疮多见于中年患者，女性多于男性，严重病例往往见于男性。

其次，发病机制不同。痤疮是累及毛囊皮脂腺单位的一种多因素疾病，其发病主要与雄激素水平、皮脂分泌增多、毛囊皮脂腺导管的过度角化、痤疮丙酸杆菌定植及炎症等因素相关。毛囊皮脂腺导管角化过度，导管口径变小、狭窄或阻塞，毛囊壁脱落的角质细胞和皮脂不能正常排出，形成粉刺。皮脂在痤疮丙酸杆菌脂酶的作用下，水解甘油三酯为甘油和游离脂肪酸，游离脂肪酸刺激毛囊及毛囊周围发生一系列非特异性炎症反应，加之细菌感染引起炎症，出现丘疹、脓疱、结节和脓肿。雄激素通过刺激皮脂腺的增生和分泌功能从而参与痤疮的发病。而玫瑰痤疮的发病机制尚不完全清楚，目前认为是在蠕形螨作用下，由多因素诱导的以固有免疫和神经－血管调节异常为主导的慢性炎症性疾病。在玫瑰痤疮中研究得最多与神经－血管调节相关的是 TRPV1，其在血管调节和痛觉中起重要作用。在健康人群中，其活性增加可以导致短暂的潮红和烧灼感，而在玫瑰痤疮患者中，TRPV1 极其活跃，表达 TRPV1 的神经纤维密度和 mRNA 水平增加，临床出现持续性潮红，皮肤发烫，出现神经源性炎症，并伴有肿胀和炎性细胞浸润。

再者，临床表现不同。从上述的发病机制可以看出皮脂腺在痤疮的发病机制中发挥主要作用，皮脂腺最常分布在面部、前胸上部和后背部，所以这些部位就是痤疮的好发部位，表现为粉刺、丘疹、脓疱、囊肿，易形成瘢痕及炎症后红斑，色素沉着也较常见。玫瑰痤疮好发于面中部、下颏和前额部，表现为鼻子和鼻旁面颊长期发红，面中部的丘疹、脓疱和毛细血管扩张等，没有粉刺。患者可有烧灼感或刺痛感以及皮肤干燥等不适。玫瑰痤疮根据临床表现分为四种亚型：红斑毛细血管扩张型、丘疹脓疱型、肥大型和眼型。其中丘疹脓疱型最容易和痤疮混淆，两者都可有丘疹、脓疱，但前者有毛细血管扩张，不伴粉刺；后者可有白头和黑头粉刺。

真实患病图片，可能引起不适
扫描二维码观看

最后，治疗原则和方法有所不同。痤疮治疗主要从抑制皮脂分泌、改善毛囊皮脂腺导管角化、抑制痤疮丙酸杆菌及抗炎等几个方面进行，包括药物和物理化学治疗。而玫瑰痤疮主要针对抗毛囊蠕形螨、抗炎、改善血管扩张和充血等几个方面进行。不论哪种亚型的玫瑰痤疮，均应避免外界刺激性因素（如含碱性、含乙醇的洗护用品，极端温度，日光，辛辣食物，大量出汗，急性心理应激等），需加强皮肤屏障功能的修复。目前药物治疗还是首选，光电治疗（包括激光和光子治疗）可作为辅助治疗。

说了这么多，如果大家还是有不明白的地方，那就请记住一句话，"专业的事情还是交给专业的人去做"，出现皮肤问题，去找专业的皮肤科医生就对了！

（中南大学湘雅二医院　邱湘宁　肖嵘）

❀ 痤疮患者需警惕哪些内分泌疾病

在青春期发生寻常痤疮的患者大多没有内分泌失调的问题，但年龄较大的成年女性痤疮患者往往伴有内分泌疾病，痤疮可能是相关疾病的皮肤表现。主要包括下面几种情况。

1. 多囊卵巢综合征（PCOS）

本病是生育期妇女常见的一种复杂的内分泌及代谢异常疾病，占到育龄期女性的 5% 左右，以慢性无排卵（排卵功能紊乱或丧失）和高雄激素血症（妇女体内男性激素产生过剩）为特征，主要临床表现为月经周期不规律、不孕、多毛和痤疮，是最常见的女性内分泌疾病，其中痤疮表现占到 PCOS 患者的 30%～50%。妇科 B 超特点为卵巢增大、白膜增厚，可见多个不同发育阶段的卵泡，并伴有颗粒细胞黄素化。抽血查性激素可发现雄激素升高，同时伴有胰岛素抵抗。

2. 肾上腺皮质功能亢进

本病典型表现有满月脸、水牛背、向心性肥胖，皮肤出现膨胀纹、多毛、痤疮，高血压，糖耐量异常，皮肤色素沉着，多伴有男性化表现。实验室检查主要显示血浆皮质醇的昼夜节律消失，小剂量地塞米松抑制试验是筛选本病的简单方法。同时，因为其他疾病长期使用糖皮质激素也会出现类似的临床表现。

3. 内分泌器官相关肿瘤

内分泌器官如肾上腺、卵巢或者垂体等出现良、恶性肿瘤时会伴随相关激素分泌异常。比如垂体肿瘤会导致泌乳素的明显增加，肾上腺肿瘤会引起肾上腺来源的硫酸脱氢表雄酮（DHEAs）明显增加且地塞米松抑制试验结果增高，而卵巢来源的肿瘤会导致游离睾酮出现明显的增加。上述相关激素的变化都会导致下游活性雄激素的升高进而导致皮脂腺的过度分泌，引起痤疮的发生。

（昆明医科大学第一附属医院　赵维佳　何黎）

"痘痘"的外用药物与中医疗法

✿ 治疗"痘痘"有哪些外用药物？如何选择

治疗"痘痘"的外用药有很多，大致可以分为维 A 酸类、抗生素类和其他。不同种类的药物作用机制和使用方法也不尽相同。

1. 维 A 酸类药物

常用的维 A 酸类外用药物有第一代的全反式维 A 酸和异维 A 酸，第二代的阿维 A 和阿维 A 酯，以及第三代的阿达帕林和他扎罗汀等。

粉刺是痤疮最早期的皮损，包括微粉刺、白头粉刺和黑头粉刺。维 A 酸类药物的主要作用是改善毛囊上皮角化，防止皮脂腺开口阻塞，进而溶解粉刺及微粉刺，还有一定程度的抗炎作用。此外，维 A 酸类药物还具有改善色素沉着，预防和治疗瘢痕的作用，能够增加表皮渗透性，在外用药物联合治疗中起到重要作用。

但是维 A 酸类药物通常具有一定的刺激性，第三代维 A 酸类药物阿达帕林和他扎罗汀由于具有更佳的耐受性、稳定性及抗炎作用，成为了寻常痤疮局部治疗的一线用药。

总之，此类药物要根据患者的皮肤特点、合理、规范的使用，避免过度刺激皮肤。

2. 抗生素类药物

抗生素类药物具有抑制痤疮丙酸杆菌、葡萄球菌等细菌及抗炎的作用。痤疮丙酸杆菌定植是引起"痘痘"的原因之一，其过度的繁殖导致皮肤炎症，即红色丘疹，有的出现黄色脓点，这可能同时伴有葡萄球菌感染。因此，可以通过外用抗生素来治疗丘疹、脓疱等浅表性炎性"痘痘"。短期（12 周）内使用抗生素可有效抑制痤疮丙酸杆菌，但注意最好不单独外用抗生素，应与过氧化苯甲酰或维 A 酸类药物联合使用，防止细菌产生耐药性，注意避免同时使用口服和外用抗生素治疗痤疮。常见的外用抗生素有夫西地酸、克林霉素等。

除了以上两类药物，其他常用的外用药物有水杨酸、过氧化苯甲酰、二硫化硒等。水杨酸属于化学性剥脱剂，有剥脱角质、抑制皮脂分泌及抗炎的作用，可用于炎性"痘痘"的辅助治疗。过氧化苯甲酰可释放新生态氧和苯甲酸，具有抗菌和抗炎作用，同时也能疏通毛囊皮脂腺导管开口，对粉刺和炎性丘疹都具有疗效，但对皮肤有一定的刺激性，使用时需要注意。2.5% 二硫化硒洗剂具有去脂、杀菌作用，痤疮患者的皮肤通常比较油腻，可以用 2.5% 二硫化硒洗剂洗脸，在面部保留数分钟后用温水清洗干净，每周使用 1 ~ 2 次。

外用药物使用原则总结如下：只有粉刺，可以选择维 A 酸类制剂（首选阿达帕林）；有炎性丘疹，可以使用抗生素（如夫西地酸）并与过氧化苯甲酰或维 A 酸类制剂联用；低浓度水杨酸既对粉刺有效，也对炎性"痘痘"有效，适合轻、中度"痘痘"患者；面部油腻时，可以用 2.5% 二硫化硒洗剂洗面，祛除多余的油脂，减少细菌滋生。

当然，这里特别提醒我们的痤疮患者，在使用上述外用药物时，尤其是过氧苯甲酰和维 A 酸类药物，常易刺激皮肤，引起皮肤泛红、干燥、脱屑等症状，应配合使用具有舒缓、修复皮肤屏障的功效性护肤品。

（成都市第二人民医院　路永红）

❀ 不同的祛痘产品可以一起使用以增强效果吗

小纳（化名），男，今年 21 岁，大学三年级在读，长"痘痘"已有 5 年之久，有迫切想治疗好"痘痘"的愿望，经常在网上购买各种祛"痘"产品。年初，小纳自行网购一款

"祛痘控油"产品，用了2周后，自觉脸不油了，"痘痘"也少了。但是，坚持使用2个多月后，"痘痘"不但没减少，面颊部皮肤反而变得十分干燥。这时，同学向他推荐了一款包装精致的"补水保湿祛痘"产品，他再一次心动了，于是入手了这款产品与之前的

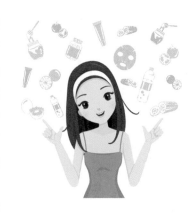

产品搭配使用。刚开始用上时感觉清凉且很滋润，心想自己这次搭配对了，坚持用了半年之久。结果，面部皮肤相继出现干燥、瘙痒、灼热、刺痛、潮红、脱屑……

通过上面的案例，我们可以得出答案：不可随意使用祛痘产品，不同的祛痘产品也不能随便混合使用。

虽说长"痘"的时间越长，战"痘"的经验就越丰富，但是有些经验并非正确、有效的。互联网的发达使世界变得越来越小，网购给了"痘痘"患者一线"新的希望"，很多人开始尝试网购祛痘产品。但是，在经过自行购药、不遵医嘱、听信偏方后，很多患者因延迟就医导致病情延误，错失最佳治疗时机，增加了损容的概率。其实，真正让疾病痊愈的希望应在正规的医院和专业的医生那里，而非自行诊治。

每种祛痘产品有不同的辅料和基质，在没有医生的指导下，盲目混用不同产品可能会产生副作用，甚至会引起一些毒性反应，另外，混用护肤品也容易引起或加重皮肤敏感。

因此，祛痘产品需要在医生指导下合理选择。更重要的是，"痘痘"需要综合治疗和全程管理，不是每一个"痘痘"患者都能靠单独外用祛痘产品战"痘"成功。

（云南省曲靖市第一人民医院　卢凤艳　乔娜　张晋松）

✿ 治疗"痘痘"是否能外用激素药膏

小海（化名），男，今年14岁，是一名初中二年级学生，在紧张的学习过程中由于疏于打理皮肤，他的额部开始疯狂长"痘痘"。妈妈在微信朋友圈给他买了一盒所谓的"老中医药膏"，宣称这个药膏不仅可以祛痘，还可以当护肤品使用。小男孩坚持用了3个月，不仅额部原来的"痘痘"没有好转，面颊部、下颌部也渐渐布满了粉刺、炎性丘疹，又痒又痛。

妈妈带着小海去了一家私人诊所，接诊医生考虑为过敏并予"地塞米松软膏"外用，用药1周后皮损较前稍减少，连续使用2个月后，面部毛病更多了，不仅"痘痘"变多了，面部还出现肿胀、多毛、毛细血管扩张等症状。快过年了，爸爸带着小海来就诊，诊断为痤疮和激素依赖性皮炎。

激素是一类临床上应用较为广泛的药物。但由于其药理作用的复杂性，如若应用不当，也会带来很多副作用。因此，有人将激素形象地称为"双刃剑"。

激素具有抗炎、抗过敏、抗休克以及免疫抑制等作用，但是治疗"痘痘"却不能长期外用激素。虽然外用激素可能对炎症初期的"痘痘"有短暂的效果，但若不遵医嘱长期外用此类药物，则可能导致皮肤变薄、脆弱、萎缩、毛细血管扩张、伴发真菌感染等；皮肤变得易受损伤，即皮肤屏障受损；并使"痘痘"较前加重，最终出现多毛、毛细血管扩张、干痒的"激素脸"，甚至导致新的"药物性痤疮"的发生。

（云南省曲靖市第一人民医院　卢凤艳　张晋松　乔娜）

✿ 使用过氧化苯甲酰后脸上又干又痛，还能继续使用吗

小雨（化名）近日来十分烦闷，接连上医院，原来是这段时间小雨脸上的"痘痘"加重了，去医院开了一支叫"过氧化苯甲酰凝胶"的药膏，满心欢喜地涂上后，"痘痘"虽然好转了，但是变成了大红脸，又干又痛。小雨非常烦恼，不知道还能不能继续使用该药，如果不用了，"痘痘"又该怎么办？

小雨的这支药膏——过氧化苯甲酰凝胶是一种过氧化物，外用可释放出新生态氧和苯甲酸，能同时发挥杀灭痤疮丙酸杆菌、溶解粉刺和抗炎三种功效。此外，过氧化苯甲酰还有一大优势：不会产生耐药性，与抗生素合用，还可以防止和减少抗生素耐药的发生。因为这些优势，过氧化苯甲酰在"痘痘"治疗界拥有一席之地。

不过，也正是因为过氧化苯甲酰的氧化作用，会使皮肤表层的皮脂和部分角质脱水和分解，所以使用后皮肤会发生干燥、脱屑等一些皮肤刺激反应。

当发生上述刺激反应后，不要着急，首先回想一下自己用药是否合理、规范？有没有为了"痘痘"消得更快而自行加大用药量、增加用药次数？是不是遵医嘱点涂？是否使用在皮肤破损的"痘痘"上？

如若合理、规范使用该药，脸上仍有上述反应，建议先暂停使用该药，使用舒缓、修复类功效性护肤品修复受损的皮肤，等待皮肤屏障恢复后再使用合适的药物。若需要再次使用该药物，建议将过氧化苯甲酰薄层点涂在"痘痘"处，尽量不要涂抹至周边正常皮肤，涂抹完成后清洗手部，待涂抹的药物基本吸收后于药物擦拭部位使用舒缓、修复类功效性护肤品以

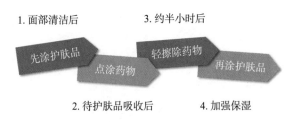

外用过氧化苯甲酰步骤

减少刺激反应，或者可以在涂抹半小时后用清洁片将药物擦拭后涂抹上述护肤品。

经过上述操作，待皮肤逐渐耐受后，可以延长药物接触皮肤时间直至涂抹后无须后续的擦除步骤，也可适当增加剂量，甚至增多使用次数，但建议每日不超过 2 次，同样在使用前和使用后继续使用具有舒缓、修复类功效的护肤品。

经过这样一番操作，小雨还是不能耐受药物的刺激，最终在医生的建议下选择了刺激性小的抗菌类软膏。这类药物中比较常用的是红霉素、克林霉素和夫西地酸，但这类药物单独使用，会增加耐药性，不建议单独和长期使用。此外，不能耐受过氧化苯甲酰者也可以尝试外用维 A 酸类药物，需要警惕，维 A 酸类药物对皮肤也有一定的刺激。

总之，痤疮治疗的外用药较多，如果不能耐受过氧化苯甲酰可以在专业医生指导下换用其他药物，切忌不能强行使用，以免破坏皮肤屏障，导致严重后果。

（南京医科大学第一附属医院　刘娟　骆丹）

❀ 外用维 A 酸的种类及注意事项

门诊中很多患者有这样的疑问："医生，我的'痘痘'之前在医院看过，当时医生给我开了一支维 A 酸乳膏，抹完以后面部就干燥、脱皮，而且还有点儿发红。这是正常表现吗？"

维A酸乳膏属于维A酸类药物的外用制剂，常见维A酸类外用制剂还包括阿达帕林凝胶、他扎罗汀凝胶等，都是治疗"痘痘"常用和有效的外用药。但是要注意这类药物局部使用具有一定的刺激性，包括使皮肤产生发红、瘙痒、刺痛或烧灼感，严重的可能出现干燥和脱屑，日晒后上述症状还可能加重。正确使用才能最大程度上减轻或避免局部不良反应。

那么，怎样避免出现这些不良反应？出现后我们应该采取什么措施来减轻这些反应呢？

首先，避免大面积涂抹，可于局部皮损处点涂，观察是否有红斑、烧灼感等，如果没有明显的红斑及烧灼感才能继续使用。使用后如果出现干燥和脱屑，建议减少用药量和频次，让皮肤逐渐建立耐受性，还可以涂抹舒缓、修复功效的保湿霜来改善皮肤的干燥、脱屑等问题。

其次，由于维A酸类药物有光敏性，且见光容易分解，因此，建议夜间使用。

此外，使用的时候皮肤应该保持干燥，潮湿的状态下会增加药物的刺激性。为了避免和减轻局部不良反应，还可以将维A酸类药物或过氧化苯甲酰与保湿剂、抗菌药联合使用，可降低其不良反应的发生率，并增加疗效。

（成都市第二人民医院　路永红）

✿ 硫黄制剂为何能治疗"痘痘"？浓度是否越高越好

硫黄是一种矿物质，不溶于水和乙醇，略溶于植物油，所以常用的硫黄制剂是 5%～10% 的硫黄软膏和各种复方硫黄洗剂以及硫黄皂。硫黄与皮肤接触后生成硫化氢和五硫黄酸等硫化物。这些硫化物能将皮肤的毛孔轻而易举地打开，这不但有利于清除毛孔中的"垃圾"，还有利于药物渗透到毛囊及皮脂腺直接发挥作用。不仅如此，它还可以杀死痤疮丙酸杆菌。所以硫黄制剂对炎症性痤疮（就是那种又红又肿又痛的"痘痘"）的疗效非常显著。

硫黄制剂的治疗效果并非浓度越高越好，因为它本身具有一定的刺激性，而且硫黄在不同浓度下的药理作用是不一样的。

3%～5%硫黄是角质（角质是保护我们皮肤的最外面那层薄膜）促成剂，可使表皮异常的角化过程恢复正常，堵塞的毛孔得以通畅以利于皮脂的排泄，这是治疗痤疮时我们希望达到的效果。

但5%～10%硫黄却是角质剥脱剂，如果硫黄浓度大于5%，会使皮肤角蛋白分子的二硫键（–S–S–）断裂，从而将皮肤最具保护意义的角质层去掉；另一方面，硫黄浓度越高，产生的硫化物越多，皮肤的毛孔会打开太大，皮肤中的水分就会流失较多，进而出现干燥、脱屑等现象，这时皮肤屏障功能就会慢慢受损，进而导致各种皮肤问题的发生。

因此，硫黄软膏说明书上写道，硫黄软膏具有刺激性，使用后会过敏，还会引起脱皮、皮肤干燥的现象，长时间应用还可能出现皮炎，就是基于以上的道理啦。

由于每个人的肤质不同，皮肤的油脂含量不同，可以耐受的程度不同，大家在使用时应该注意不要一味地"贪多"，临床上应根据患者的具体情况酌情选用合适浓度的硫黄制剂，并根据使用中的皮肤反应及时作出相应的调整。如出现干燥、脱屑，可在洁面后使用兼具舒缓、修复皮肤屏障的功效性护肤品以缓解症状。

另外，请大家注意，家中使用的相关护肤产品最好经过医生确认，在医生的指导下选用护肤品，否则有可能影响"痘痘"的治疗。

（福建医科大学附属第二医院　许天星　郭燕妮）

❀ 为什么背部的"痘痘"可使用复方硫黄洗剂，而面部的"痘痘"不推荐

复方硫黄洗剂的基础成分为3%沉降硫黄、3%硫酸锌、10%甘油、25%樟脑醑。常用的还有1%氯霉素硫黄洗剂、10%磺胺醋酰钠硫黄洗剂等。它们除了具有杀菌、杀虫的良好功效外，还具有减少皮脂分泌及角质促成或松解的作用，可以有效改善"痘痘"。但是如果使用不当，会使皮肤失代偿，出现干燥、瘙痒甚至刺痛等不耐受的情况。

背部皮肤的角质层较厚、耐受性好，无使用禁忌时可以推荐外用复方硫黄洗剂；而面部皮肤的角质层较薄、耐受性差，使用复方硫黄洗剂后有可能出现皮肤干燥、脱屑等现象，因此不推荐使用，尤其对于皮肤娇嫩者，使用复方硫黄洗剂更需要慎重。

正确使用方法如下：清洁胸背部皮肤后，将洗剂摇匀，用棉签蘸药物点涂"痘痘"（丘疹、脓疱等炎症性皮损）；如果胸背部"痘痘"比较多，可轻揉平皮肤，如正常洗脸一样，在皮肤上保留5～10分钟后用清水洗去。每天使用1～2次。

复方硫黄洗剂使用注意事项：①此类洗剂刺激性强，避免接触眼睛、口唇、鼻黏膜；②不得与其他治疗痤疮的外用药、清洁剂、脱屑药以及含乙醇的制剂合用，以免增加对皮肤的刺激，使皮肤更加干燥；③不能与汞（水银）共用，易致复方硫黄洗剂变质，加重对皮肤的刺激；④不能与铜制品接触，以防

复方硫黄洗剂变质；⑤有些处方药、非处方药、中草药以及疫苗等，可能与硫黄产生相互作用，用药之前请咨询医生。

（福建医科大学附属第二医院　郭燕妮）

❀ "痘痘"可以选择中医治疗吗

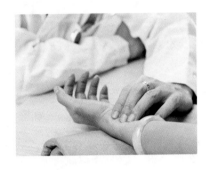

"痘痘"，即痤疮，属中医"粉刺""肺风粉刺"等范畴，关于"痘痘"的治疗，中医有很多方法，根据发病年龄、性别、皮疹性质、月经等不同，合理应用中医方法可以取得良好的疗效。但是，需要到正规的中医院接受治疗。

1. 中药治疗，"痘痘"1周"消无踪"

半个月前小胡脸上长了几个"痘痘"，妈妈也没有关注，近日"痘痘"逐渐增多，以额头为主并长至面颊部，于是妈妈赶紧带着12岁的小胡（化名）来到中医皮肤科就诊。我详细询问了发病过程，看了皮肤表现，并根据望、闻、问、切的结果，西医说的痤疮，我们中医诊断是粉刺病，属肺经风热证，给予了1个疗程（7天）的中药内服。服药1周后复诊，"痘痘"基本消退。

刘医生告诉小胡妈妈，12岁的小胡开始进入青春期了，这个年龄阶段是"痘痘"好发的时期。中医认为这个阶段的小朋友体质逐渐强壮，阳气逐渐充盛，小朋友如果喜欢进食油腻、麻辣、甜腻等高热量的食物，容易产生热毒，热毒聚集在人体不能"释放"，从而在脸部、胸部、背部皮肤上表现出现粉刺、丘疹等。青春期前痤疮或青春期前期痤疮症状表现一般比较轻，皮疹以粉刺、丘疹为主，发病部位以额部为主。中医认为是肺风粉刺，从肺经风热论治，以清肺经风热为疗法，以中药口服为主，一般用枇杷清肺饮加减，辨证选用中药，同时因为此时期痤疮患者年龄偏小，用药时会注意照顾到脾胃，在清肺热的药方中加入健脾的药。除药物治疗，应加强护理与调理：①少吃牛肉、羊肉、狗肉，少吃烧烤、油腻、辛辣刺激类食物，少吃甜食，多吃蔬菜、水果；②保持心情愉快，注意自我减压；③不熬夜；④注意面部清洁卫生。

2. 中、重度"痘痘"，中医内、外结合治疗效果好

暑假的一天，李阿姨带着20岁的小齐（化名）来到中医皮肤科就诊，一见到医生就说："刘医生，您看看我儿子脸上长的痘痘，都已经四五年了，看了好多医院，用了好多药，怎么都不好，感觉越治越严重，中医能治疗么？"我详细询问了发病过程，看了皮肤表现，诊断为"聚合性痤疮"，并根据病情予以1个疗程中药口服，同时辅以刺络拔罐、火针等外治疗法，每周1次，4个疗程后病情明显减轻。

中、重度"痘痘"一般反复发作、难以痊愈，中医认为这主要是因为体内的热毒、痰饮、瘀血交杂，最终在皮肤上的表现为炎性丘疹、脓疱、结节、囊肿甚至瘢痕。要使用清热化痰、祛瘀散结的中药或中成药内服，因为病情的复杂性，所以单用中药取效时间会相对缓慢。这时中医外治法就是我们常用的辅助疗法，应用如火针、刺络拔罐等外治法可以促进皮损消退，减少瘢痕形成。而每种外治法有其独特功效，适用于不同的皮疹。因此，关于外治法的选择也需要听取专业医生的建议。除中药及外治疗法治疗外，应加强饮食调护，不要自行挤压，加强面部护理；对于难治性"痘痘"必要时须联合西药系统治疗。

3. 青春期后长"痘痘"，中医治疗有特长

有一天，34岁的小张（化名）匆匆走进中医皮肤科诊室，

她一见医生就焦灼地问道："刘医生，您看看我脸上长的是什么？近一年反反复复，难看死了。"我详细询问了发病过程，看了小张的皮肤表现，回答道："你这个是痤疮，就是我们常说的'痘痘'，而且是女性迟发性痤疮。"根据病情予以 1 个疗程中药处方治疗，4 个疗程后基本痊愈。

成人患者听到是"痘痘"的诊断，会有很多疑问，譬如："痘痘"不是年轻人长的么，我这个年纪还长？什么是女性迟发性痤疮？这个病是什么原因导致的？中医能治疗么？我通常用肯定的语气回答道："痘痘"不是青春期的专利，青春期后（年龄大于 25 岁）也会发病，据统计，青春期后人群痤疮发病率近年来逐渐升高。临床上将 25 岁仍然有痤疮或 25 岁以后才开始发生痤疮的称为青春期后痤疮，临床上主要包括三种不同的亚型：①持续性痤疮：痤疮从青春期延续到成年，占成年女性患者病例的 80%；②痤疮复发：青春期后消退，成年后复发；③迟发性痤疮：25 岁后初发的痤疮，约占 20%。青春期后痤疮主要以女性为主，病情通常较轻，皮疹以粉刺、丘疹为主，发病部位以两颊及下颌为主，伴随症状复杂，可伴有心烦易怒、失眠多梦、口唇暗红或淡红、体倦乏力，腰膝酸软、便秘，常有月经不调，月经量少、痛经、白带量多，其起病常与月经周期有关，每在月经期前加重。可能和性激素紊乱、精神、工作压力、睡眠质量等因素相关。中医认为其发病与肾阴不足、肝郁火旺、脾胃湿热、心火旺盛和冲任失调有关。治疗方面根据辨证分别采用滋阴降火、疏肝解郁化火、清热化湿、理气和中、清心泻火、调摄冲任等方法，同时结合中药倒模面膜术，有良好效果。

为什么要用到中药倒模？因为这类"痘痘"容易在面部留下色斑，影响美观，中药口服内调机体阴阳，使"痘痘"消退，中药倒模面膜术外治可淡化色斑，联合治疗效果更好。在治疗时应注意保持心情舒畅、保证充足睡眠、适当体育锻炼、避免化浓妆、慎防挤压、合理选择护肤品和注意防晒。

（江西中医药大学第二附属医院　刘巧）

❀ 揭开痤疮中医外治疗法的"神秘面纱"

痤疮的中医外治疗法都有哪些呢？

常用的中医外治疗法有火针、中药倒模、中药冷喷、放血疗法、耳穴压豆、针灸、穴位注射等。

1. 火针是什么？听着好吓人，会不会落疤

火针古称"焠刺"，是中医学针灸疗法中的一种刺法，是将特制粗细的针在火上烧红后迅速刺入机体的治法。火针将针的局部物理刺激和灸的温热刺激相结合，在治疗痤疮时，主要是借"火"之力，使毛囊口张开、皮脂炎性物排出，起到穿刺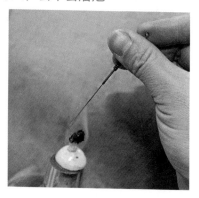引流、化腐生新、祛瘀消肿、软坚散结的作用。反复的烧针、速刺，可极大限度引邪外出，同时被导入人体的火热之力，在体内可激发经气，鼓舞气血运行，温通脏腑阳气，强壮人体正气，以利驱邪。火针治疗属于一种微创治疗，可用于痤疮的闭合性粉刺、炎性丘疹、脓疱、囊肿等皮损，瘢痕体质、有高热抽搐及凝血机制障碍者禁用火针。操作者需经过专业学习，要熟练掌握烧针，进针的速度、深度及火针的注意事项，最主要的是做到"稳、准、快"。火针用于面部治疗主要选择直径在0.4毫米左右的毫针，损伤小，不容易留疤。

2. 中药倒模是怎么操作的？贴个面膜就能治疗痤疮吗

中药倒模是在中医理论指导下，将药物、理疗相结合的一种美容方法，主要是由大黄、蒲公英、黄芩、野菊花、黄柏、白芷、丹参等药物组成，诸药合用，可以达到凉血解毒、散结消肿的功效。倒模在塑形过程中释放的热能对皮肤可以起到一种温热的理疗效应，中药和倒模可以加速面部血液循环、软化角质、促进毛孔扩张、促进药物吸收，可达到消炎杀菌、消肿止痛、祛"痘"美白的功效。所以，可以肯定地告诉小伙伴们，中药倒模是可以治疗"痘痘"的。

3. 中药冷喷是拿个小喷壶在脸上直接喷中药吗

中药冷喷是将特制的中药水利用超声雾化冷喷术，以雾化的形式作用于痤疮部位，不仅可以使药物直接渗透皮肤，还可以使皮肤浅表血管收缩，减少皮脂溢出，减轻局部炎症充血，使炎性皮损得以很快改善和消退。常用中药为蒲公英、大黄、黄芩、连翘、丹参等，诸药合用有清热解毒、散结消肿、凉血化瘀的作用。传统的中药配方加上现代的冷喷技术，对丘疹、结节、囊肿、脓疱都是有确切疗效的。

4. 给身体放点儿血能治疗痤疮吗

放血疗法是用三棱针等刺破人体特定部位的浅表血管，放出适量的血液，具有泻火解毒、调和气血的作用。此方法包括耳尖放血、背俞穴刺络拔罐等。耳尖放血具有清热解毒、消肿止痛、疏通气血、祛瘀生新的作用。《黄帝内经灵枢·九针十二原》说"宛陈则除之"，《黄帝内经素问·血气形志篇》曰："凡治病必先去其血。"背俞穴为脏腑之气转输于背腰部并流注于全身的枢纽区域，脾俞、肺俞、肝俞、胃俞皆为背俞穴。背俞穴与脏腑有直接的联系，针刺能直接调整脏腑功能的盛衰。肺主皮毛，在肺俞穴刺络放血，能使肺气得以宣发，清肺泄热；肝俞既能活血，又能疏肝理气；脾俞、胃俞能调节人体胃肠功能，刺络出血能清除脾胃湿热；膈俞为八会穴之血会，它与背俞穴共用能起到调和气血、交通阴阳的作用。刺络拔罐放血根据每个人的体质来掌握放血量的多少，体质强壮之人需每次多放，少则收效甚微；体质弱小之人不易放血过多，多则损伤人体正气。所以，放血要在中医师指导下选择不同的穴位、放不同血量，不能随意自行操作。

5. 经常见到中医院就诊的患者耳朵上贴药籽，看着还挺时尚，这个也能治疗痤疮吗

耳穴压豆是中医特色的外治疗法，《黄帝内经灵枢》指出，"耳者，为宗脉之所聚"，认为耳与人体的脏腑经络有着密切的联系，人体产生疾病时，可在耳朵的相应穴位区出现反应，通过刺激耳部相应穴位可以达到祛病保健的目的，效果甚佳。

6. 针灸能治疗痤疮吗

中医认为，阴阳平衡是生命活力的根本。阴阳平衡就是阴阳双方的消长、转化保持协调，既不过分也不偏衰，呈现着一种协调的状态。针灸通过平衡阴阳、调和腑脏以及疏通经络，从而

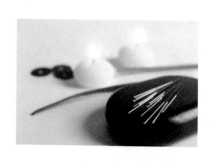

达到治疗疾病的目的。研究表明，针刺局部刺激可促进淋巴循环和皮肤的营养供应，促进皮肤损伤的恢复。同时可改善血液循环，调节人体内部环境，降低机体敏感性，增强机体免疫力。

7. 穴位注射治疗为什么能治疗痤疮

在治疗痤疮方面，穴位注射疗法包括丹参针穴位注射和自血穴位注射两种，选取穴位常为两侧足三里穴或两侧曲池

穴。手阳明大肠经经过颜面部，"经脉所过，主治所及"，故该经脉穴位可治疗头面部疾病。曲池穴为手阳明大肠经合穴，有疏风解表、清肺泻热、化痰散结、疏通腑气的作用。足三里穴是足阳明胃经合穴，可清泻胃热、健脾益气、利湿、调理脏腑气血、扶正祛邪。现代药理研究证明，丹参不仅能抑制革兰阴性、阳性菌（包括痤疮丙酸杆菌），还能降低雄激素的水平。采用穴位注射的方法可同时发挥穴位和药物的疗效，可起协同作用，从而获得良好的临床疗效，有利于疾病的治疗。

自血穴位注射在临床上被广泛应用，这种疗法最早出现在明代李时珍《本草纲目》一书中，在不断的实践与探索中，形成了一种独特的中医治疗疾病的手段。自血穴位注射集中了中医学疗法的针刺、放血、穴位注射 3 种疗法，具有取穴少而精、疗效可靠、安全、操作简便、经济性等优点。自血疗法能够有效地减少痤疮患者皮肤油脂的分泌，改善痤疮患者的皮损程度，降低痤疮的数量。自血疗法中放血法有利于促进机体的新陈代谢，具有祛瘀生新的作用；针刺法有激活局部血液循环、调和气血的作用；穴位注射法能够刺激抗原，通过吞噬细胞作用，产生一定的抗体，抑制变态反应，改善机体微循环，加强对过敏原的抵御作用，从而加快疾病的治愈过程。

8. 听说穴位埋线是用于减肥的，治疗痤疮为什么要做穴位埋线

穴位埋线是针灸学科中的一种复合性疗法，将蛋白线埋于穴位中具有持久刺激作用，从而达到防治疾病的目的。蛋白线替代了针的作用，可长期发挥物理和化学的刺激，通过神经－内分泌－免疫路径抑制炎症介质的生成、增强免疫调节能力以及调节性激素的异常分泌，阻断痤疮的发病过程。该疗法具有疗效持久、安全性高、操作简便等优点。埋线选穴原则以"调和脏腑"为主，李东垣《脾胃论》中有云："六淫客邪

有余之病，皆泻在背之腑俞""六淫湿、暑、燥、火，皆五脏所受，乃筋骨、血、脉受邪，各有背上五脏俞以除之"，可见背俞穴可治疗脏腑相关疾病。埋线疗法持久刺激的特点能够更好地"调和脏腑"，其中肺俞、胃俞及大肠俞可宣肺泄热；脾俞、胃俞及三焦俞可清热祛湿；肝俞、肾俞及脾俞可调节冲任；肝俞、脾俞及三焦俞可健脾化痰散瘀。

无论使用哪种中医外治的手法，一定要在中医理论的指导下进行，中医理论的灵魂是整体观念和辨证施治，同样是痤疮患者，每个人的治疗方案是不同的；而且每一种治疗方案都有适宜人群和禁忌证，所以一定寻求专业中医医师的诊治。

（河南省中医院　王丽）

"痘痘"的口服药物

❀ 治疗"痘痘"有哪些口服药？如何选择

目前治疗"痘痘"的口服药主要有抗生素类、维A酸类以及激素类药物。

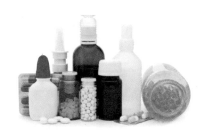

1. 抗生素

当"痘痘"主要表现为囊肿、结节，炎性丘疹、脓疱较多时，或少量炎性"痘痘"外用治疗效果不佳，以及暴发性"痘痘"或聚合性"痘痘"，我们会考虑使用口服抗生素。四环素类抗生素类药物具有抗痤疮丙酸杆菌及非特异性抗炎作用，在毛囊皮脂腺单位中浓度较高，不良反应小，临床上常用于治疗痤疮，最常用的是多西环素、米诺环素。多西环素常见的副作用是胃肠道反应，如恶心、呕吐等，饭后服用可减少副作用；米诺环素最常见的副作用包括眩晕、耳鸣等，可于夜间单剂量服用。临床上常用疗程为6~8周，要保证足够的疗程，并避免间断使用，不可无指征地加大剂量或延长疗程。

长时间服用四环素类抗生素需监测肝肾功能，应特别注意四环素类药物不宜用于孕妇、哺乳期妇女和8岁以下的儿童，此时可考虑用大环内酯类抗生素代替，如红霉素、阿奇霉素、罗红霉素及克林霉素等抗生素。

2. 维A酸

维A酸类药物具有显著抑制皮脂腺脂质分泌、调节毛囊皮脂腺导管异常角化、改善毛囊厌氧环境从而减少痤疮丙酸杆菌繁殖、抗炎的作用，是目前针对痤疮发病4个关键病理生理环节唯一的口服药物。此外，它还可以预防瘢痕形成。常用的异维A酸，主要用于特别严重的"痘痘"，如表现为结节、囊肿的"痘痘"；不是特别严重的"痘痘"，如果使用包括口服抗生素等其他治疗方法效果不好、频繁复发，有瘢痕形成倾向，心理困扰特别大时，以及"痘痘"炎症控制后的维持治疗。疗程视皮损消退的情况及服用剂量而定，通常应不少于16周。一般3～4周起效，在皮损控制后可以适当减少剂量继续巩固治疗2～3个月或更长时间。

服药期间需定期检查肝功能和血脂。对于育龄女性要特别注意致畸的副作用，一般建议停药至少3个月后才能怀孕。有个案报道该药物对心理有影响，可出现抑郁状态，因此有抑郁倾向或有抑郁家族史的患者应谨慎使用。几乎所有服药者都会出现口唇、皮肤、眼睛、鼻黏膜干燥，服药期间应注意皮肤保湿。另外，异维A酸不能与四环素类药物合用，会增加"假性脑瘤"发生率，产生头痛、视觉变化等。

3. 激素

抗雄激素类药物

雄激素是痤疮发生中最重要的内源性因素，抗雄激素药物可以减少皮脂腺分泌皮脂，进而改善痤疮。常用抗雄激素药物主要包括雌激素、孕激素、螺内酯及胰岛素增敏剂等。多用于女性患者，特别是有月经不调、多毛症、雄激素性脱发等雄激素过多指征的女性。对于多囊卵巢综合征、月经前"痘痘"显著加重、"痘痘"位于面部下方、迟发性"痘痘"以及其他治疗方法效果不佳的女性，抗雄激素治疗可能是不错的选择。

糖皮质激素类药物

生理剂量糖皮质激素可反馈性抑制肾上腺源性雄激素前体分泌；中小剂量糖皮质激素具有抗炎作用，适用于重度炎性"痘痘"的早期治疗。注意，为了避免糖皮质激素的副作用，激素类药物在痤疮的治疗中不建议长期使用。

（上海长征医院　王晓莉　温海

上海长海医院　顾军）

❀ 维 A 酸类药物治疗"痘痘"那些事儿

1. 哪些情况需要使用维 A 酸类药物治疗"痘痘"

①结节囊肿痤疮；②其他治疗方法效果不好的中、重度痤疮；③有瘢痕存在或有瘢痕形成倾向的痤疮；④频繁复发的痤疮；⑤痤疮伴严重皮脂溢出过多；⑥患者伴有严重心理压力；⑦痤疮变异型如暴发性痤疮和聚合性痤疮，可在使用抗生素和糖皮质激素控制炎症反应后应用。

2. 维 A 酸类药物有哪些副作用

尽管异维 A 酸的不良反应常见，但严重者罕见。不良反应大多为可逆性，停药后可逐渐得到恢复。反应的轻重与剂量大小、疗程长短及个体耐受性有关。轻度不良反应可不必停药，或减量使用，重度不良反应应立即停药，去医院由医师指导治疗。

（1）皮肤黏膜干燥：是最为常见的不良反应，其中唇炎发生率最高，但也是评价药物起效的标志。如果没有明显的口唇干燥，提示该治疗剂量没有达到效果。出现口唇干燥可以多喝水，外涂保湿软膏、补充一些维生素来缓解症状，切忌用手撕拉干皮，以免加重唇炎。若反应严重，应及时就医调整治疗方案。

有些男生服药后鼻孔会流血，此时药物需要减量。同时，床头或办公桌上使用空气加湿器，增加空气湿度后可缓解鼻黏膜干燥出血的症状。

皮肤干燥，少数人出现红色丘疹或脱屑，这时候仅需要使用保湿润肤产品即可缓解，症状严重者应及时就医，在医生的指导下调整治疗方案并选择合适的功效性护肤品对皮肤进行护理。

服药期间尽量避免使用阿达帕林凝胶、过氧苯甲酰凝胶等这类药物，以免加重皮肤干燥。

（2）致畸：是不良反应中最为严重的后果，妊娠服药可导致自发性流产及胎儿发育畸形。

（3）血脂升高：部分患者口服后可出现高脂血症，特别是有肥胖、高胰岛素血症及高甘油三酯血症家族史、糖尿病家族史和酒精成瘾者。一般出现在治疗的第 1 ~ 2 月，多在停止药物治疗后 2 ~ 4 周恢复。

（4）肝损伤：服药期间少数人会出现肝损伤，但大多数都是转氨酶轻度升高，停药后一般可恢复正常，建议在治疗前和治疗中每隔 2 ~ 3 个月检测 1 次肝功能。有乙肝病史或长期饮酒的人尽量避免服药。

（5）骨骼影响：考虑到药物对骨骼发育的潜在风险，12 岁以下不推荐使用该药物。

3. 维 A 酸类药物一般需服用多长时间

一般推荐从 0.25 ~ 0.5 mg/（kg·d）开始治疗，疗程推荐至少 4 ~ 6 个月，从而保证达到一定的药物累积剂量。患者在服药后 12 周，症状显著改善；大约 20 周治疗后 60% ~ 85% 的患者

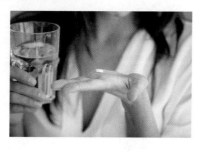

可以临床治愈。国际研究认为，药物累积治疗量与痤疮复发率密切相关，累积剂量定为不低于 60 ~ 120mg/kg，以保证痤疮治疗后的低复发率。

4. 哪些情况不能服用维 A 酸类药物

（1）糖尿病、肥胖症、酒精摄入增加、脂代谢异常以及家族性脂代谢异常患者要慎用。

（2）育龄期女性应在治疗前 1 个月、治疗期间及治疗结束后 3 个月内严格避孕，且在接受治疗前 2 周及接受治疗后每月 1 次做妊娠试验，确保无妊娠。

（3）患者服药期间出现抑郁、躁动、精神异常或攻击性行为的情况时，应立即停药，并与开具处方的医生联系，由医生指导治疗。

（4）应避免异维 A 酸与四环素类药物同时服用，以减少假性脑瘤的发生。当出现假性脑瘤（良性颅内压增高）的症状，如视神经乳头水肿、头痛、恶心、呕吐及视力模糊时，应立即停药，并进行视神经检查，必要时请神经科专家进一步诊治。

（5）患有骨质疏松的患者（如老年人或既往有骨质疏松、骨软化及其他骨代谢异常患者）应谨慎使用。

（6）不能和含维生素 A 补充制剂同时服用，以免发生维生素 A 超剂量时相似的中毒症状。

（福建医科大学附属第二医院　李坤杰）

✿ 儿童可以服用异维 A 酸吗？有没有最小年龄限制

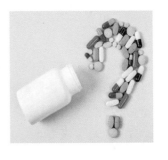

《中国痤疮治疗指南（2019年修订版）》明确指出长期大剂量应用异维 A 酸有可能引起骨骺过早闭合、骨质增生、骨质疏松等，故年龄＜ 12 岁的儿童尽量不用。但对于传统治疗无效的严重性、顽固性儿童痤疮可考虑维 A 酸类药物治疗，并且早期应用可以有效减少瘢痕的形成。儿童口服药物异维 A 酸时，推荐从小剂量 0.3 ~ 0.5mg/（kg·d）开始较长时间服用。国外有一项研究对 6 名皮疹严重且传统治疗不佳的儿童痤疮患者进行回顾性分析，患儿平均发病年龄为 6.16 个月，均给予口服异维 A 酸 0.5mg/（kg·d）治疗，疗程

4～12 月不等，效果显著且未见明显不良反应。另有临床实验采用前 4 周起始剂量按 0.5mg/（kg·d）口服异维 A 酸，后逐渐加量至 1mg/（kg·d）；或口服异维 A 酸 0.3mg/（kg·d）＋阿奇霉素 500mg/d 每周连续服用 3 天以上，共 26 周，二者在治疗儿童痤疮上均取得了较好疗效。

儿童使用维 A 酸类药物的不良反应与成人相似，严重性与药物剂量呈正相关。常见的有皮肤黏膜干燥、肝功能异常、血脂升高等，停药后可恢复。用药前后及治疗过程中应每 1～2 个月检测血常规、肝功能及血脂等。儿童长期使用该药最大的不良反应为影响生长发育，其中骨骼系统的不可逆性改变最为严重，如肌腱韧带钙化、骨质疏松、骨骺线过早闭合等。故儿童与青少年若需要长期使用时，每 6～12 个月应做脊柱及长骨的 X 线检查，并监测身高及生长发育状况。早期国外有报道部分长期大剂量服用维 A 酸类药物治疗儿童出现骨骼系统改变。近年来，由于临床上对儿童用药剂量及时间均较谨慎，用药期间注意监测，儿童用药期间产生严重不良反应的报道少见。

总的来讲，维 A 酸类药物治疗儿童痤疮的有效性已经得到了证实但长期应用该类药物可能产生不良反应。对小于 12 岁的儿童，若病情严重且在其他传统药物治疗效果不佳时，可以考虑口服此药。临床医生用药时应谨慎权衡利弊，注意药物剂量，密切监测疗效和不良反应，将不良反应降至最小。

（昆明医科大学附属儿童医院　舒虹　邢璐）

✤ 为什么长"痘痘"需要服用抗生素？哪些抗生素有效？需要服用多久

"医生，您好！我们是专程来找您的，孩子快要毕业找工作了，'痘痘'越来越严重，请您一定要帮帮我们家孩子。"一位颇为焦灼的母亲一边说着，一边把一位二十出头的男孩推到我跟前。

这是一位青春期男性患者，5年前男孩进入高中后，心理压力大，经常熬夜，饮食偏好辛辣、油腻，面部反复出现红肿"痘痘"，患病以来没有得到系统正规的治疗，今年入夏后持续加重。他的父亲年轻时也有类似情况发生。

看着一脸愁容的男孩和母亲，我迅速整理好思绪，一边为他们分析诱因、病因，一边开出处方教他们如何用药。

"医生，您刚刚讲的这个抗生素，这治'痘痘'还需要吃抗生素吗？他又没头疼脑热的，为什么要吃呀？"男孩母亲一脸疑惑。

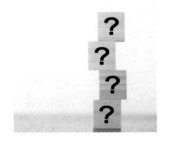

我看着男孩，下定决心转变母亲的观念。"看来你们对这个病的认识还不到位。痤疮是一种与遗传、痤疮丙酸杆菌定植有关的毛囊皮脂腺单位的慢性炎症性疾病。根据我国痤疮治疗指南，你家孩子目前的情况是Ⅲ级痤疮，孩子脸上'痘痘'的炎症非常重，反复发作，有系统使用抗生素的指征。切不要因为你们的误解耽误了孩子的病情呀！"

男孩母亲频频点头，接着问："大夫，这多西环素是什么抗生素呀？我们家有'头孢'，能用不？"

"刚才跟你们讲的痤疮丙酸杆菌还记得吗？"

母子俩不约而同地点点头。

"多西环素是一种四环素类抗生素，这类药物如多西环素、米诺环素等治疗痤疮有非常大的优势。这类药物对痤疮丙酸杆菌敏感，口服后主要分布在毛囊皮脂腺里，能定向杀灭痤疮丙酸杆菌。"

母子俩相视一笑，神情轻松了不少。

趁热打铁，我赶紧补充道："同时，孩子脸上的'痘痘'又红又痛，炎症很重啊，多西环素还有抗炎的作用，一举两得。此外，就是你们作为家长最关心的问题了，这种药的不良反应相对小一些。孩子应该能很好地耐受这个药物。常规我们用药不会超过8周的，这期间你们要坚持用药、规律用药，不能自行停药、换药。配合使用阿达帕林、过氧苯甲酰等外用药，同时注意外用功效性护肤品进行皮肤的日常护理，调整生活习惯，定期复诊，孩子的'痘痘'会有很大改善的，你们要有治疗的信心。"

"大夫，再问一句，万一我吃了这个药物有不舒服或者过敏的症状，该怎么办呢？"

"服用多西环素类药物偶尔有胃肠不适、头晕或者过敏的情况，如果症状严重的话需要来找我，还可以换用大环内酯类抗生素比如红霉素、罗红霉素、阿奇霉素等进行治疗。"

"太感谢大夫！那我们2周以后来找您复诊！"

看着母子俩充满希望的神情，我也倍感欣慰。

后记：男孩和母亲又回来找我复诊了几次，在遵医嘱的情况下，孩子面部皮疹好转迅速，最后一次复诊，给我留下了一个阳光的笑容，我也由衷地祝愿他前程似锦。

（内蒙古医科大学附属医院 王媚媚）

❀ 是否所有"痘痘"患者都需要使用抗雄激素治疗？常用的抗雄激素药物有哪些？该怎样服用

洋洋（化名）是一个漂亮、清秀的女孩，今年27岁，在初中刚进入青春期发育时长了"痘痘"，但长得不多，仅月经前偶长几颗外便基本不长了，近3~4年，因毕业后工作压力大，常熬夜，饮食不规律，面部皮肤出油增多，"痘痘"迅速增多，经期前加重，同时月经开始延后，经量减少，有时淋漓不尽。洋洋起初通过去美容院做面膜、清"痘"、买各种祛痘、祛油的护肤品来治疗，上班时只能用厚厚的粉遮挡，但"痘痘"却迅速生长。最后，洋洋来到医院就诊，医生让她服用炔雌醇环丙孕酮片治疗，皮疹才逐渐好转。

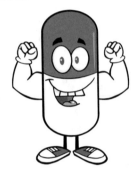

长于面部的"痘痘"，从医学角度来讲跟人体的内分泌系统有密切的关系，其中雄激素是导致痤疮发生最重要的内源性因素。

那么，是否所有的"痘痘"患者都需要使用抗雄激素治疗呢？

显然不是！雄激素是导致皮脂腺增生和脂质大量分泌的主要诱发因素，但其他如胰岛素样生长因子 -1（IGF-1）、胰岛素、生长激素等激素也可能与痤疮发生有关。皮脂腺大量分泌被认为是痤疮发生的前提条件，但脂质成分的改变如过氧化鲨烯、蜡酯、游离脂肪酸含量增加，不饱和脂肪酸比例增加及亚油酸含量降低等，遗传因素、局部痤疮丙酸杆菌定植等因素也与痤疮发生相关。

那么，哪些人适合抗雄激素治疗？常用的抗雄激素药物有哪些？怎么选择？有哪些不良反应？注意事项又是什么呢？

1. 适应证

女性痤疮患者：①伴有高雄激素症状特征的痤疮，如皮损分布于面中部下 1/3，可伴月经不规律、肥胖、多毛、显著皮脂溢出、雄激素性脱发等；②女性青春期后痤疮；③经前期明显加重的痤疮；④常规治疗如系统使用抗生素甚至系统使用维A酸治疗反应差，或停药后迅速复发者；⑤合并有多囊卵巢综合征的患者。

2. 常用的抗雄激素药物

常用抗雄激素药物主要包括雌激素、孕激素、螺内酯及胰岛素增敏剂等。

3. 药物选择及不良反应

（1）雌孕激素：如炔雌醇环丙孕酮片或者屈螺酮炔雌醇片等。这类药物含有的雌激素和部分孕激素具有拮抗雄激素的作用。不良反应：少量子宫不规则出血、乳房胀痛、恶心、体重增加、静脉和动脉血栓、黄褐斑等。服用方法：在经期的第一天开始服药，连服 21 天，间隔 7 天服用第 2 疗程的药物。含屈螺酮成分的药物如屈螺酮炔雌醇片可减少体重增加风险，但服用期间要注意防晒，以减少黄褐斑的发生。禁忌证：家族血栓史，肝脏疾病，吸烟者。相对禁忌证：哺乳期，高血压，偏头痛，恶性肿瘤；有糖尿病、凝血功能障碍和乳腺癌风险的患者也尽量避免使用。

（2）螺内酯：推荐剂量 60 ~ 200mg/d。疗程为 3 ~ 6 个月。不良反应包括高钾血症、月经不调（发生率与剂量呈正相关）；胃肠道副反应包括恶心、呕吐、厌食和腹泻；嗜睡、疲劳、头晕、头痛。有致畸作用，孕妇禁用。

（3）胰岛素增敏剂：如二甲双胍，具有改善胰岛素抵抗、减少 IGF-1 及其诱导的雄激素生成，对于伴多囊卵巢综合征、肥胖、胰岛素抵抗或高胰岛素血症的痤疮患者，可以用于辅助治疗。

（杭州市第三人民医院　陈惠英　许爱娥）

✿ 米诺环素与异维 A 酸应该同时服用，禁用还是慎用

"痘痘"已经严重到再不治可能要毁容的地步，去看医生，

开具的处方显示米诺环素与异维 A 酸药物同时口服，网上各种咨询，有的说可以一起吃，有的说不能一起吃。孰是孰非？

无论是国际指南或国内指南均提到，四环素类抗生素和维 A 酸类药物是治疗寻常痤疮的重要口服药物，其代表药物分别是米诺环素和异维 A 酸。根据临床表现，特别是疾病的严重程度，可选择性使用其中一种药物，但这两种药物联合使用在多个指南或药物说明书中均被列为不推荐或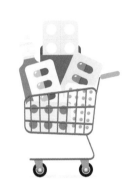禁忌。但是部分病人由于病情需要，国内少数专家在尝试联合使用。那么，我们不禁要发出疑问，为什么要把米诺环素与异维 A 酸同时服用？同时服用的风险真的这么大吗？有没有办法降低这些风险呢？要说明这些，需要从联合用药的基本目的，即提高疗效和降低不良反应这一角度来审视这些问题。

1. "禁区"源于药物诱导的假性脑瘤

影响联合用药最重要的风险就是药物诱导的假性脑瘤。看到"假性脑瘤"这四个字请不要紧张甚至放弃阅读，请接着看下去。

让我们先认识一下假性脑瘤是什么。它是一种颅内压增高综合征，表现为头痛和视物模糊，主要引起视神经乳头水肿，甚至导致失明，严重可以导致永久性损害。由于假性脑瘤危害性大，并发症甚至是不可逆的，因此曾经使用的"良性颅内压增高"中的"良性"一词已经被废除。假性脑瘤形成的原因分为特发性和继发性，前者通常见于妊娠期肥胖的女性，后者可以是药物诱发，特别是治疗寻常痤疮的四环素类药物和维 A 酸类药物，尤其是多西环素、米诺环素和异维 A 酸报道病例比较多，其他药物包括糖皮质激素、生长激素、亮丙瑞林、左甲状腺素钠、锂、萘啶酸、左炔诺孕酮硅胶棒、磺胺类抗生素等。鉴于米诺环素和异维 A 酸均可以引起假性脑瘤，因此被认为联合使用增加该病发生的风险而列为"禁区"。

此外，米诺环素和异维 A 酸引起肝损害较为常见，联合使用可增加肝损害的风险，但通常停药后肝脏功能可恢复。

2. 客观评价米诺环素与异维 A 酸诱发假性脑瘤的风险

四环素类药物均有导致假性脑瘤的风险，其中多西环素和米诺环素报道的病例较多，可能与脂溶性高、吸收快并迅速进入中枢神经系统有关。临床多个案例报道，米诺环素诱发的假性脑瘤主要见于年轻人，以女性更为常见，通常于服药后 8 周以内发病，少数服药超过 1 年后发病。一般来说，发病以头痛为主，停药后可以自行缓解，通常对视觉影响较小或无影响，再次用药会重复发生。影响米诺环素诱发假性脑瘤的因素并不清楚，目前尚无家族易感性研究证据，服药剂量和联合维 A 酸类药物可能是重要的因素。发生机制可能与米诺环素抑制环腺苷酸代谢，导致蛛网膜绒毛脑脊液流出减少从而导致颅内压增高有关。

异维 A 酸偶有报道会诱发假性脑瘤，平均发生时间在服药后 2～3 个月，大约 20% 患者发生时刚服用过四环素类药物或同时服用四环素类药物，因此被认为两者间有协同作用。值得注意的是，口服异维 A 酸容易诱发头痛，但绝大多数与假性脑瘤无关。异维 A 酸容易诱发头痛的因素并不清楚，通常与每日服用的剂量有关。发生机制不是很清楚，推测可能通过影响甘油三酯和胆固醇的代谢，改变蛛网膜绒毛的脂质成分，破坏正常的传输系统，阻碍脑脊液经蛛网膜绒毛吸收而致颅内压升高。但有一点可以肯定，异维 A 酸不同于米诺环素，其机制并非通过抑制环腺苷酸代谢。

3. 突破米诺环素和异维 A 酸联合应用"禁区"的必要性和可行性

没错儿，这节才是重点！

从药理学角度讲，两者联合应用可以成为互补。痤疮的发病涉及皮脂腺功能异常、毛囊导管口角化、痤疮丙酸杆菌定植和炎症反应，通常认为异维 A 酸治疗作用可以覆盖这 4 个环节。那么，是不是只用异维 A 酸就够了呢？通过仔细研究和分析来看，异维 A 酸抑制皮脂腺功能和改善毛囊口角化作用更加突出，其抗炎症作用有限，并且直接抑制痤疮丙酸杆菌作用很弱，多通过控制皮脂腺功能和改善毛囊口角化，导致局部微环境变化而不利于痤疮丙酸杆菌生长和繁殖，应该属于继发效应。相反，米诺环素不仅有很强的抗菌活性，而且也有很明确的抗炎作用。此外，米诺环素通常起效较快，而异维 A 酸起效较慢。因此，两者在治疗痤疮药理作用是互补的。

从临床病例治疗看，两者联合应用有一定的需求。临床有部分病例既存在油脂分泌旺盛，也有许多炎性皮疹共存，既有丘疹和脓疱形成，也有囊肿、结节和瘢痕形成，而且炎症反应始终贯穿于整个痤疮的发病过程，以某种皮疹为主单纯选择米诺环素或异维 A 酸显然难以满足治疗的需求。

虽然米诺环素和异维 A 酸均可导致假性脑瘤，但均为偶发病例，十分罕见。发生规律通常是服药后数周，以头痛为主要症状，停药后易恢复正常，不易导致永久性损害，这一点不同于特发性假性脑瘤。两者致假性脑瘤机制有明确的差别，不存在叠加效应，因此报道中联合用药尽管可能存在协同效应，但仅 20% 发生脑瘤的患者是由于同时服用造成的。

联合用药并减少每种药物的剂量或疗程可以减少药物的副作用。两种药物联合使用引起假性脑瘤均与剂量特别是每日剂量呈正相关，因此，控制好每种药物的剂量，不仅可以减少或避免发生脑瘤的风险，也可以减少每种药物导致的剂量依赖性的副作用。此外，抗生素大剂量、长疗程使用越来越受到限制，不仅造成耐药，而且会引起菌群失调。如果选择亚抗菌剂量并短程使用，不仅可以及时抑制痤疮的炎症反应，也可以减少耐药性产生，提高抗生素药物使用的合理性。

4. 联合应用米诺环素和异维 A 酸不能成为常规疗法

既然有利有弊，什么情况下才需要联合使用？联合使用的时候需要注意什么？

尽管联合使用米诺环素和异维 A 酸有其必要性和临床需求，但毕竟存在风险，因此不能成为常规的治疗手段。选择联合治疗应注意以下几个问题：①把握选择两者联合应用的必要性。应该充分评估病情，特别是油脂分泌旺盛伴有炎症反应较重的痤疮患者；既有炎症性丘疹，同时有明显囊肿或瘢痕形成倾向，单独选择盐酸米诺环素或异维 A 酸很难快速获得效果；单独选择一种药物如异维 A 酸或米诺环素需要较大剂量但患者可能不能耐受，需要减少剂量，可以酌情考虑联合用药，否则还是应该坚持先选择一种再根据情况序贯到另一种。②联合用药在药物剂量和疗程上不同于常规的单独给药。要根据患者的具体情况选择药物的剂量，通常每种药物的剂量需减少，如异维 A 酸每日剂量控制在 10 毫克，米诺环素选择每日 50 毫克剂量，这样既保证治疗作用，又减少每种药物剂量，并有效减少药物的不良反应包括发生假性脑瘤的风险。联合用药可以缩短疗程，特别是抗生素的使用时间，通常联合治疗 1 个月就可以优先停止米诺环素的使用，保留异维 A 酸低剂量或增加到每日 20 毫克剂量，连续服用 3 个月或更长时间，这样在提高疗效的同时既避免滥用抗生素，又可以减少复发。③要关注药物的安全性。选择联合用药一定要获得患者的知情同意，同时评估用药的安全性。既往有假性脑瘤病史者，严禁联合用药；患有乙型肝炎、丙型肝炎、脂肪肝、长期饮酒、肥胖等患者，原则上也不宜选择。联合应用后要密切关注患者的不良反应，特别是头痛等症状，一旦发生立即停药。用药后需每个月检测肝功能，如果有异常也应立即停药并对症处理，密切随访，直至恢复正常。要嘱咐患者联合用药期间避免饮酒，以免增加肝损害的风险。

总之，痤疮的治疗需要依据临床表现及严重程度调整，米诺环素与异维 A 酸同时服用不是绝对禁忌，但需慎重选择。如果医生判断需要联合使用，自身需要注意有无不良反应出现，并与医生做好沟通，避免过度紧张。

（重庆医科大学附属第三医院　钱添　郝飞）

❀ 糖皮质激素治疗"痘痘"是有讲究的

随着信息获取的便捷化，大家更容易获得疾病的治疗及药物相关的知识。但医学是一个特殊的专业，普通人没有系统的学习，很容易产生认知偏差。较典型的例子就是激素，有的人对激素非常恐惧，有的人觉得只要疗效好、起效快就可以随便用。这两种观点都有一些极端，并不可取。因此，关于糖皮质激素治疗痤疮，我们必须进行更深入的了解。如果你看到这个题目第一反应是"啥？激素还能治疗'痘痘'？"那就更应该详细地读下去。

首先，我们需要知道的是，激素疗法是女性痤疮的二线（也就是说并非首选）治疗方法，在不考虑血清雄激素水平是否异常的情况下，是很有效的治疗方法。

通常，激素疗法指的是口服避孕药的方法，这里的激素指的是性激素，不是糖皮质激素治疗痤疮。但是大众通常认为的激素指的是糖皮质激素。有趣的是，糖皮质激素一方面有抗炎、抗增生等作用，可以用于痤疮的治疗，另一方面糖皮质激素本身可以诱发痤疮，这种痤疮又称类固醇性痤疮。既可以治疗痤疮又可能导致痤疮，究竟痤疮患者是否可以用糖皮质激素治疗？如果只是片面地了解这个药物，相信脑子里的疑问会越来越多。我们应该辩证地看待这个问题，不能滥用，也不可禁用。

道理虽是简单的，理解却是困难的。我们要知道，糖皮质激素适合治疗"痘痘"的情况很有限。糖皮质激素具有抗炎、抗过敏、抗休克和抗增生等药理学作用。对于"痘痘"而言，主要利用其抗炎和抗增生来发挥治疗作用。研究证实，糖皮质激素在严重痤疮或难治性痤疮中仍不失为一个有效的抗炎药物（请在"严重"和"难治"下面做标记），在严重的囊肿型痤疮或聚合性痤疮中，合理使用可以减轻炎症和瘢痕形成。当然，即使符合囊肿型痤疮、聚合性痤疮或难治性痤疮，也并非一定要使用，通常推荐在异维A酸治疗重度炎症性痤疮的前2~6周与之联合使用，以减少初期严重的炎症反应，并预防或减轻因口服异维A酸可能出现的"爆痘"（也就是痤疮突然增多）。有一种极其严重的囊肿型痤疮称为暴发性痤疮，其表现为炎症非常明显的结节和斑块，并迅速出现化脓性病变，这种情况下应选择系统应用糖皮质激素治疗。其他特殊类型的痤疮如瘢痕疙瘩型痤疮、化脓性汗腺炎、头部脓肿性穿掘性毛囊周围炎也是较好的适应证。极其罕见的综合征如滑膜炎、痤疮、脓疱病、骨肥大和骨髓炎，即SAPHO综合征，以及无菌性化脓性关节炎、坏疽性脓皮病和痤疮，即PAPA综合征，也是糖皮质激素使用的适应证。

之前推荐晚上口服地塞米松（氟米松）以减少雄激素过度分泌，减轻囊肿型痤疮，特别是伴有肾上腺皮质增生的患者，但这一情况目前也越来越多地被抗雄激素类药物替代。总之，考虑到临床适合应用糖皮质激素治疗的痤疮较为少见，以及长期使用糖皮质激素有致痤疮和增加其他不良反应的风险，应该慎重合理选择糖皮质激素治疗痤疮。

糖皮质激素治疗"痘痘"除了对类型和严重程度有所选择，其使用方式也有讲究。请熟记以下"秘籍"。

（1）选择好时期。痤疮存在显著急性炎症时，需要及时控制，可以口服甚至静脉滴注糖皮质激素。口服异维A酸并非一定要联合糖皮质激素治疗，只有在重度炎症性痤疮情况下选择，特别是囊肿型痤疮，口服异维A酸有向暴发性痤疮转化风险的情况下选择，而且应该用于治疗的前2～6周。

（2）选择合理的剂量。通常选择中小剂量（每日每千克体重0.25～0.5mg），太大的剂量没有必要，也会增加药物的副作用。极其特殊的情况如暴发性痤疮，可能需要更大的剂量甚至冲击治疗。

（3）控制好疗程。糖皮质激素不是治疗痤疮的常规方法，也不是长期治疗的手段，需要严格控制疗程，否则不仅达不到良好的治疗效果，还容易诱发类固醇性痤疮。通常疗程一般在1个月内。如果疗程没有超过1个月，无须减量维持，可以直接停药。

（4）给药方式不能千篇一律。通常用药周期短，多在1个月内，因此无须将每日剂量一次性晨服，可以将每日剂量分为3次给药，这样符合药物体内代谢特点，更有利于发挥治疗作用；同时，并不会因一次性服完，造成停药后出现医源性肾上腺皮质功能减退。由于服用时间短，也没有必要补充钙剂等，因为糖皮质激素系统使用发生体内钙丢失通常在用药后3个月。已经形成结节囊肿且急性炎症表现不明显，可以考虑皮损内注射糖皮质激素来代替口服给药，既可以提供局部皮损治愈效果，又可以减少全身给药的副作用。

　　总的来说，糖皮质激素是一把"双刃剑"，把握好时机，选择好用药方式，可以事半功倍；不合理使用甚至滥用，不仅得不到好的效果，反而容易导致"痘痘"难治，诱发一系列不良反应。所以，我们应该了解糖皮质激素治疗"痘痘"的适应证以及方法，在有效治疗疾病的同时，将不良反应降到最低，同时消除对药物的疑虑。

　　最后，提醒大家，糖皮质激素的使用一定要在医生指导下进行。

（重庆医科大学附属第三医院　钱添　郝飞）

"痘痘"的医美治疗

✿ 现在医疗美容特别火，哪些可以治疗"痘痘"

随着科技的发展和进步，"痘痘"的治疗增加了许多现代化手段，包括化学焕肤、光子嫩肤术、585/595纳米脉冲染料激光、点阵CO_2激光和非剥脱激光（如波长为1320纳米、1440纳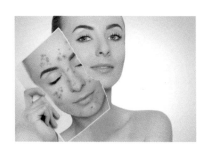米、1450纳米、1550纳米等）、离子束、3D相控射频、黄金微针射频、红蓝光及光动力技术。许多患者来问医生，"痘痘"是否可以使用医疗美容（简称"医美"）手段来进行治疗。

通常来说，上面所述的医美方法在临床上只作为"痘痘"药物治疗的辅助治疗方法或者用于后遗症的处理。

（1）以白头和黑头粉刺为主要表现的Ⅰ级"痘痘"，可以选择果酸焕肤和功效性护肤品。

（2）以炎性丘疹和少许脓疱为主要表现的Ⅱ级"痘痘"，可以选择红蓝光、果酸/水杨酸/复合酸及光子治疗。治疗方法：①果酸/水杨酸/复合酸的使用一般2~4周1次；②光子治疗1个月1次，5次为1个疗程；③红蓝光推荐每周间隔照射2次。

（3）以炎性丘疹、脓疱为主要表现的Ⅲ级"痘痘"，可以选择水杨酸/复合酸联合光子嫩肤治疗。

（4）以结节、囊肿为主要表现的Ⅳ级"痘痘"，可以选择光动力控制炎症，一般1~2周1次，每个疗程不超过6次，之后可用光子嫩肤或点阵激光治疗痘印和瘢痕。

对于已经形成的陈旧性痤疮瘢痕，如冰凿样、车碾样和箱体样瘢痕，可采用皮下分离术联合点阵CO_2激光和非剥脱激光、离子束、3D相控射频、黄金微针射频技术进行处理。

总之，医美手段繁多，其作用机制有差别，不能盲目选择，应该在医生的指导下进行针对性地选择和治疗。

（吉林大学白求恩第一医院　钟淑霞）

✿ 什么是化学剥脱术？什么时候可以选择？有什么注意事项

化学剥脱术也称化学焕肤术，是在皮肤上使用一种或数种化学制剂，通过降低角质形成细胞间的黏附性，使表皮和 / 或真皮浅层部分剥脱，并促进黑素颗粒脱落，刺激胶原蛋白重组，以达到辅助治疗痤疮、改善色素沉着、治疗痘坑等皮肤问题以及纠正皮肤老化的目的治疗手段。果酸、水杨酸、复合酸是目前化学焕肤术最常用的酸。

1. 果酸

果酸是从天然蔬果里提取出来的有机酸的统称，属于 α- 羟基酸，英文缩写是 AHA。α- 羟酸的代表是甘醇酸，即我们常说的果酸，常用浓度为 20%、35%、50%、70%，能帮助皮肤去除角栓，清洁毛孔，加速皮肤更新，促进黑素从表皮脱落，同时刺激真皮弹性纤维、胶原蛋白、黏多糖类与玻尿酸的合成，改善粉刺、黑色痘印、瘢痕、毛孔粗大、皮脂溢出等问题。

2. 水杨酸

水杨酸是一种 β- 羟基酸，为柳树皮提取物，与阿司匹林同源。水杨酸具有较好的抗炎作用，适用于以炎性丘疹、脓疱为主的痤疮。

3. 复合酸

由于不同种类的酸作用不同，不同浓度的酸其剥脱的深度也有所不同。所以如果单独使用某一种酸，其浓度较高时可能会发生皮肤敏感、色素减退、色素增加等不良反应。为了降低不良反应发生率，提高疗效，可以将两种不同作用的酸混合成复合酸，如将20%果酸和10%水杨酸混合成复合酸，果酸渗透性好，具有角质剥脱、抗菌、提亮肤色的作用，水杨酸作用于角质层，具有角质剥脱、抗炎、抗菌等作用，两种酸有机复合，既降低了各单酸的浓度，提高了安全性，避免果酸的刺激反应，还具有协同作用。适用于以炎性丘疹、脓疱为主的痤疮。

4. 行化学剥脱术后会出现什么现象

正常现象：皮肤轻微刺痛，发痒，有灼热感、紧绷感，脱屑。以上情况多在1周内会慢慢减轻，皮肤会逐渐恢复正常。

不正常现象：出现表皮松解，色素沉着或色素脱失，严重脱皮、结痂等，应反馈给医生，及时处理。

5. 行化学剥脱术后需注意什么

注意皮肤屏障的修复，术后1周内每天使用具有保湿、修复皮肤屏障功效的面膜或者敷料贴，同时配合使用具有舒缓作用的保湿乳或者霜。术后半年内注意防晒，除了使用防晒乳，物理防晒如用防晒伞、口罩、帽子、墨镜等是必不可少的。平时使用温水洁面，选择无泡沫或成分温和的洁面产品，避免使用磨砂产品或去角质产品，避免用手撕痂皮和搔抓皮肤。

（云南省第一人民医院　曹萍）

❀ 果酸焕肤术是如何操作的？可以在家自己做吗

第一步，洁面保护。患者平躺，用毛巾/手术帽包裹头发，清洁面部，拍干水分。为避免刺激或酸液过多停留，以棉签蘸凡士林油膏或无刺激的膏霜保护眼睛内外眦、口角、鼻孔等皮肤薄弱部位，用3~4层湿棉片保护眼睛。

第二步，涂抹果酸（根据皮损性质和皮肤状态，选择不同浓度的果酸，浓度应从低到高，循序渐进，逐步建立皮肤耐受）。患者闭眼，操作者从前额发迹线开始在全面部（除眼睑及破溃部位）迅速、均匀涂一遍，涂抹过程不超过 30 秒，用计时器监控。在皮损区可加涂 1 次。观察皮肤反应：果酸停留期间，皮肤微红、痒、痛、灼热等为正常反应；如出现明显潮红、疼痛甚至起水疱等，是酸液不耐受，应马上中和。

第三步，中和果酸。涂抹果酸后，可根据皮肤反应和耐受情况适时做全脸中和。如涂抹果酸液小于 1 分钟时，患者局部出现快速发红、刺痛感明显，而其他部位可以忍受，做局部中和；如患者全脸刺痛感明显，立即做全脸中和。中和时，将 10% 碳酸氢钠液均匀喷洒在面部以中和皮肤表面残留酸液，直至白色泡沫不再产生。若患者诉局部刺激，可对仍有刺激的部位再喷洒一次中和液。中和时间不宜超过 5 分钟。

第四步，镇静舒缓。取下遮盖眼睛的湿棉片，擦掉残留的凡士林或霜剂。用喷雾机做冷喷，或用面膜、冷水纱布 / 毛巾对全面部进行冷敷，持续大致 10 ~ 20 分钟，降低皮肤热度，减轻红斑和刺激等不适。术后全脸搽保湿、防晒类护肤品。

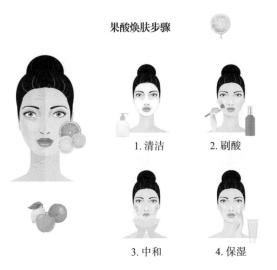

果酸焕肤步骤

1. 清洁 2. 刷酸

3. 中和 4. 保湿

术后护理：术后应立即进行冷敷，可使用透明质酸、胶原蛋白等医用面膜，涂搽舒缓保湿功效性护肤品，以缓解红斑、肿胀、灼热等不适感，术后严格防晒。

果酸对皮肤有一定的刺激性，操作者需要一定熟练度，浓度选择也十分关键。因此，果酸焕肤术属于医疗行为，需要正规医疗机构的医生评估是否能做，且需要由经过培训的医护人员操作。

切记：果酸焕肤一定不能自行在家操作！

（三门峡市中心医院　郑小景）

❀ 化学剥脱术后"爆痘"该怎么办

小宋（化名）今年大学毕业，下个月有个工作面试，想着正好到朋友开的美容店刷酸，把脸上的"痘痘"、暗疮去掉，好水嫩嫩地去面试。可是没有想到，刷完第 3 天，不仅有一些粉刺没有去掉，一下子又爆出了好多红色的"痘痘"。以前也刷过酸，效果挺好的，不知道为什么这次突然"爆痘"了。美容院的人说是在排毒，排出来就好了，有点儿医学常识的小宋对这种说法半信半疑，这到底是怎么回事呢？还有 1 个月就要面试，这可怎么办呀？

"爆痘"表现是治疗过程中红丘疹、脓疱等皮损突然增多，现在普遍认为其发生的主要原理是部分粉刺受到刺激，粉刺内的压力增高，在皮内破裂，被堵的皮脂等内容物渗到周围组织中，刺激周围组织引起剧烈的异物炎症反应，表现为红色丘疹、脓疱等突然增多，甚至会出现渗液、结痂，极少数情况下，剧烈的炎症还可以引起囊肿。这种情况不仅限于化学剥脱治疗，其他治疗痤疮的方法，如口服维 A 酸类药物、光动力治疗等都有可能引起"爆痘"。而美容院所说的"排毒"都是托词，有些人喜欢用"排毒"解释所有事情，从便秘到美容，这种说法都没有什么科学依据。

知道了引起"爆痘"发生的原理，就能正确预防和治疗。那么，怎么才能避免化学剥脱术后出现"爆痘"呢？

首先，做之前要清楚哪种情况适合做化学剥脱术，治疗引起的"爆痘"绝大多数发生在比较大、深的粉刺，浅表的小粉刺一般不容易出现，所以治疗应该选择以表浅的粉刺为主。对于大而深的粉刺应做完化学剥脱治疗后做针清治疗。

其次，化学剥脱剂都有一定的刺激性，对炎症已经比较重的痤疮也不适合，容易刺激加重，对发炎比较重的要先用药物控制炎症，比如使用口服、外用药及红蓝光等消炎之后再做。

另外，刷酸治疗还要把握好做的轻重，根据表皮的生长周期严格控制治疗间隔的时间，避免破坏皮肤屏障，做得太勤、太重都会引起皮肤敏感。当然，这些都需要有经验的专业人员来把握，所以要去正规的医院找专业人士做，可以大大避免"爆痘"的发生。

"爆痘"的治疗以对症处理为主，对比较轻只有少数粉刺发展形成红丘疹的，耐心等待自行消退，数周后即可恢复，不需要特别处理，用手去挤压、挑除等反而会增加继发感染机会。

像小宋这样的一部分粉刺出现"爆痘"，但还是有很多粉刺依然存在的情况，要及时到专业的医疗美容机构把剩余的粉刺做针清等治疗，预防进一步爆发更多炎症性皮损。吃高热量食物，如喝奶茶、吃甜品，以及熬夜、自行挤压、不恰当的护肤及上妆等都会加重痤疮，应该避免。

前面提到"爆痘"的原因主要是局部刺激导致的异物炎症反应，不是原有感染加重。对于面积特别大、严重的炎症性皮损，需要迅速抑制，特别重的甚至需要小剂量、短疗程使用糖皮质激素，而不是使用大量抗生素。但是"爆痘"之后局部创口暴露，确实会增加细菌等继发感染的风险，什么时候用抗生素需要专业医生的正确判断。

总之，化学剥脱术是治疗粉刺有效且安全的方法，化学剥脱术治疗后的轻度"爆痘"现象是治疗中出现的正常反应，以预防为主。对于炎症重的，有深而大的粉刺要避免做。掌握好适应证、操作规范，可以避免严重的"爆痘"发生。出现轻度"爆痘"无须处理，重的就需要到医院治疗。小宋通过到医院针清结合外用药、红蓝光治疗，"爆痘"很快就得到控制消退了。

（空军军医大学西京医院　马翠玲）

❀ 治疗"痘痘"的光疗和激光有哪些方法？如何选择

门诊经常会遇到这样提问的小美女和小帅哥：我想让我的"青春痘"快点儿好，我可以照光或者激光吗？我脸上留下的痘印和痘坑很难看，有激光可以治疗吗？

那么，痤疮患者究竟能不能进行激光治疗，痘坑和痘印通过激光治疗有效吗？怎么选择呢？

1. 红光

主要指波长在 630 纳米的红光，红光穿透皮肤比较深，影响巨噬细胞和其他细胞释放细胞因子，起免疫调节、抗炎作用，促进纤维细胞增生。

2. 蓝光

主要指波长在 415 纳米的蓝光，蓝光能被痤疮丙酸杆菌的代谢物卟啉吸收，形成单线态氧，起到杀菌和抗炎作用，并通过改变细胞内 pH，影响跨膜蛋白转运破坏细菌结构。临床上通常红蓝光一起治疗。

3. 黄光

主要指波长为 592 纳米的黄光，黄光具有降低末梢神经兴奋性，减轻局部皮肤敏感，改善红斑和毛细血管扩张，增强皮肤免疫功能的作用。适用于痤疮合并敏感性皮肤或者过敏性皮炎的人群。

4. 近红外激光

波长为 1320 纳米、1450 纳米和 1550 纳米激光，可穿透至真皮层，被真皮层的水吸收造成皮腺脂的损伤，可有助于抑制皮脂腺分泌及发挥抗炎作用。

5. 光动力

外涂的 5-氨基酮戊酸可富集于毛囊皮脂腺单位，代谢生成光敏物质原卟啉Ⅸ，其经红光或蓝光照射后发生光化学反应，发挥抑制皮脂分泌、杀灭痤疮丙酸杆菌、免疫调节、改善皮脂腺导管角化及预防或减少痤疮瘢痕作用。

上述五种光电技术均可用于中、重度痤疮，能明显缩短疾病进程，特别是对于重度痤疮患者，可以明显减少后期瘢痕形成。对于重度痤疮形成的囊肿，还可以采用 CO_2 激光进行引流，具有皮损消退快及不易使炎症扩散等优点。

而对于痤疮后留下的炎性红斑、色素沉着，也就是红、黑"痘印"，以及痤疮后凹陷性瘢痕，也就是"痘坑"，也可以选择相应的激光治疗改善。对于红"痘印"，可以选择强脉冲光、脉冲染料激光和 Nd∶YAG 激光；对于黑"痘印"，可以选择皮秒激光、调 Q 激光及强脉冲光；而对于"痘坑"，可以采用点阵激光，包括剥脱性和非剥脱性，以及射频和强脉冲光。

1. "痘坑"

点阵激光、射频和强脉冲光通过造成皮肤的热损伤，从而启动组织修复和胶原重排，改善"痘坑"（增生性或者凹陷性瘢痕）。其中点阵射频和微针点阵射频对于黄种人还可以减少治疗中色素沉着的风险。

2. 红色"痘印"

585/595 纳米脉冲染料激光通过封闭血管、光调作用，可改善痤疮炎症反应中的血管扩张，并可抑制痤疮丙酸杆菌及改善痤疮瘢痕。长脉冲 Nd：YAG 激光穿透深，对血管、皮脂腺均有一定的效果。强脉冲光也可被血红蛋白吸收，作用稍弱于脉冲染料激光，但其包含从黄光到近红外一段波谱的光，对促进胶原增生、调节免疫反应也有作用。

3. 黑色"痘印"

皮秒激光、调 Q 激光及强脉冲光对于痤疮炎症造成的黑色素生成过多和色素沉着均有较好作用，通过选择性光热效应，促进黑色小体的崩解和吸收。

总结，在痤疮病程中选用激光光电治疗，可以加快疾病进程，减少后遗症发生概率，而对于痤疮后的炎性红斑、色素沉着和瘢痕，光电治疗疗效确切，现已广泛运用于临床。

（昆明医科大学第一附属医院　徐丹　邓圆圆　何黎）

✿ "红蓝姐妹"战"痘"记
——红蓝光为什么可以治疗"痘痘"

美丽（化名）人如其名，是个美丽的姑娘，她最近很苦恼，因为脸上冒出了很多红疙瘩，擦了好多药膏也不见好转。美丽从小就有一个习惯——生病不爱吃药，她总觉得"是药三分毒"，于是便来咨询有没有一种不用吃药就可以治疗痤疮的方法。为了回答美丽这个问题，让我们一起阅读下面的"红蓝姐妹"战"痘"记。

小蓝和小红是可见光家族的两姐妹。"可见光"大家都很熟悉了，用三棱镜折射太阳光出现的红、橙、黄、绿、青、蓝、紫七色光，就是他们的真身，可谓光源家族的"七仙女"。小红是老大，小蓝是老六，但他们排序的标准可不是年龄，而是波长。

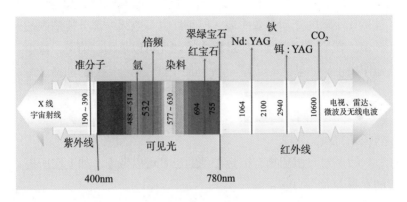

各种光与激光的波段

小蓝波长400～480纳米，临床上常用415纳米蓝光，穿透深度0.25毫米。小蓝有一段凄美的爱情故事，她爱上了一种叫作"痤疮丙酸杆菌"的细菌。痤疮丙酸杆菌肉眼不可见，但是它可以产生一种叫粪卟啉Ⅲ的物质，在伍德灯下呈橙黄色荧光。也许是被这种特殊颜色的荧光所吸引，小蓝爱得无法自拔，但是这场爱情注定是个悲剧。"金风玉露一相逢"，却产生了杀伤性的单线态氧，它是一把可以杀死痤疮丙酸杆菌的匕首，并且刀刀致命。小蓝的爱情虽然凄惨，但是却成为我们治疗痤疮的有力武器，尤其适用于炎性丘疹、脓疱较多的"痘痘"，因为这时有大量的痤疮丙酸杆菌增生繁殖及炎症反应。

小红波长为600～700纳米，临床上常用630纳米或者632纳米红光。小红在皮肤中穿透比小蓝深，深度超过2毫米，可达到真皮，是可见光家族中的老大姐。"老大姐，最体贴，伤口破溃别着急，促进愈合找大姐。"研究发现，红光照射皮肤后细胞活性会增强，表皮生长因子（EGF）的分泌也会增多，皮肤中的御林军——巨噬细胞的吞噬能力也会增强。红光还可加速深部组织的血液循环，加速炎症消退，促进皮肤胶原的重整。虽然比小蓝的光动力效应弱，但小红也可杀灭一部分痤疮丙酸杆菌。在治疗"痘痘"的过程中，红光可以杀菌、消炎，减少痘印发生，如果挑了"痘"，立马照个红光是个不错的选择。

痤疮有那么多治疗方法，什么时候选择红蓝光呢？

（1）适用于轻、中度，以炎性丘疹为主的"痘痘"，重度痤疮请绕行。

（2）对口服药物有抗拒心理的患者可以考虑，如上文所提的女孩美丽。

（3）为了加强疗效，药物治疗的同时可以联合红蓝光治疗。

红蓝光治疗安全简单，治疗时不会有明显的不适感，闭上眼睛享受 5～20 分钟的照光时间就完成了 1 次治疗。一般 1 周治疗 2 次，1 次红光 1 次蓝光，两次间隔 48 小时以上，8 次治疗为 1 个疗程，共 4 周，除了脸部，胸部和背部的"痘痘"也是可以治疗的。

现在有了更先进的仪器，在一次治疗中可以同时接受红光与蓝光照射，同时具有杀菌、促修复的作用。如果你也有和美丽一样的诉求，红蓝光治疗是个不错的选择。如果到医院治疗不方便，现在市场也出现了更为方便的家用红蓝光治疗仪，在家里就可以享受红蓝光治疗。

讲了这么多，不如看最终效果！美丽经过 8 次红蓝光治疗，面部的"痘痘"消失了，"痘印"变淡了，此时的她是真美丽！

（无锡市第二人民医院　陶诗沁）

🌸 斩"痘"除魔利器——光动力疗法

小伙高兴（化名），人如其名，是一个乐观开朗的小帅哥，但是自从长了"痘痘"，他再也高兴不起来，脸部长着密集的红疙瘩、大囊肿，别人都用异样的眼神看着他，每当照镜子时，他自己也会被吓一跳。这些年他坚持治疗，曾经还服用过治疗"痘痘"最强的口服药物——异维A酸，但是因为受不了它的副作用而放弃。"痘痘"大大地影响了高兴的正常生活，他变得敏感、自卑，并因此错失了好几段姻缘，这更加剧了他对人生的失望，他甚至有些抑郁。

在痤疮专病门诊，每天都有和高兴相似遭遇的重度痤疮患者，他们的临床表现具有共性：皮疹多形，有粉刺、丘疹、脓疱、囊肿或结节，常伴随凹陷性瘢痕和增生性瘢痕。按照《中国痤疮诊疗指南（2019修订版）》的分级属于中重度或重度痤疮（Ⅲ到Ⅳ级），是"痘痘"中的大 Boss。那么，有没有一种副作用小、疗效好且快的方法来解决他们的难题，让他们重拾人生的希望呢？为了回答这个问题，让我们了解一种叫作光动力的治疗方法。

要说近几年火热的痤疮治疗方法，光动力治疗必须留下姓名。但是你知道吗？光动力疗法一开始是用来治疗皮肤肿瘤以及尖锐湿疣（一种性传播疾病）的。这三种风马牛不相及的疾病，是怎么靠光动力联系起来的呢？这就要从光源家族苦心修炼，力求斩妖除魔的宏伟志向说起。

光源家族有一本祖传秘籍，只要设法找到"光敏剂"这个宝物，就能打造出一把叫作"单线态氧"的绝世宝剑，利剑出鞘，无论什么妖魔鬼怪都能赶尽杀绝。经过多年寻觅，终于找到了一种叫作5-氨基-4-酮戊酸盐（5-ALA），简称"艾拉"的光敏剂。

$$O$$

5- 氨基 -4- 酮戊酸盐

光源家族推举了可见波长 633 ± 10 纳米、穿透能力强的红光来打造宝剑。

光敏剂聚集在哪，红光打造的单线态氧宝剑就杀到哪，所以无论是皮肤肿瘤、各种疣体还是"痘痘"，都能"杀得干干净净"。那么，怎么保障在治疗的过程中不伤及正常皮肤呢？肿瘤和疣体这种异常增生物，抢夺物资的能力很是霸道，他们吸收了绝大部分的光敏剂，从而引来了杀身之祸，也保障了正常皮肤免受池鱼之殃。痤疮的治疗原理稍有不同，光敏剂喜欢往皮脂腺里钻，所以痤疮作为毛囊皮脂腺的慢性疾病，被治愈也就理所当然了。

随着科技的进步，又发现了更多的光敏剂用来治疗不同的疾病，如海姆泊芬可以治疗鲜红斑痣。总结来说，光动力就是光源照射光敏剂后产生具有杀伤性的单线态氧，从而达到治疗目的一种治疗方法。

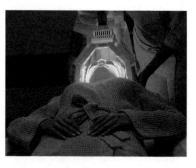

艾拉光动力这种大杀四方的气场，在痤疮的治疗中显现得淋漓尽致，他可以多途径同步直击"痘魔"核心四大发病机制：①杀灭痤疮的致病菌——痤疮丙酸杆菌；②靶向性作用于皮脂腺，抑制皮脂活性，减少皮脂分泌；③红光有抗炎和修复

的作用；④作用于角质形成细胞，改善毛囊皮脂腺导管角化，减少毛孔阻塞。

光动力这么厉害，虽然适用于所有类型的痤疮，但是有一句老话讲得好，"杀鸡焉用宰牛刀"，轻的痤疮就不需要用光动力治疗了，它最适合的是以丘疹、脓疱伴囊肿、结节为主的重度痤疮；经过多种治疗无效的难治性痤疮；不适合使用系统药物治疗的患者，比如有胃肠道疾病，肝、肾功能不好等基础疾病的痤疮患者；有生育要求的痤疮患者，以及对抗生素过敏的痤疮患者。

光动力治疗痤疮操作流程较简单，首先在痤疮发病部位涂上无色、无味、无刺激的 ALA，然后用光敏挂耳膜遮光，就像平日做面膜一样休息 1~2 小时，让光敏剂充分地渗透到发病的毛囊和皮脂腺内，随后用特定红光照射，由治疗师选择因人而异的个体化治疗参数，使光敏剂发生反应生成单线态氧，从而抑制皮脂腺、控制炎症、杀灭细菌、改善毛囊皮脂腺导管角化，达到治疗的目的。在照光的过程中，患者会感到皮肤轻微的发红、发热和刺痛，这是光动力的正常反应。光疗结束后给予 30 分钟水疗，皮肤发红、灼热感会逐渐消失。每次光动力治疗过程需 3 小时左右，10~15 天做 1 次，大部分轻症患者做 3 次就能达到较满意的效果，有些严重的患者需要继续多次的治疗才能达到满意的效果。

在艾拉光动力治疗（简称"ALA-PDT"）过程中还需要重视以下问题。

1. ALA-PDT 治疗前需要做什么准备

首先，由患者的主治医生作术前评估，女性需确定是否为妊娠或哺乳期妇女；治疗前 1 个月内是否服用过维 A 酸类药物；是否有光敏史或瘢痕体质；是否正在服用光敏性的药物如四环素、环丙沙星、灰黄霉素、异丙嗪、速尿、双克等。如果有上述情况，则不适合做光动力治疗。在治疗前要做好心理准备，对治疗有信心的同时也要认识到痤疮是慢性、易复发的疾病，再有效的方法也不可能一蹴而就、一劳永逸。

其次，光动力需要多次治疗，治疗后的效果不是立竿见影，需要一个恢复期，一般为 2～14 天，所以须按照医生或治疗师制定的治疗时间表提前合理安排好工作、学习和旅游时间。

2. 经 ALA-PDT 治疗后，回家如何护理

经 ALA-PDT 治疗回家后主要做到两点：保湿和防晒。

保湿：回家常规使用保湿剂。防晒：每次治疗后需防晒 2～3 天，治疗后 48 小时内避强光（如太阳光直射、取暖灯等），尽量远离电视、电脑，学生建议暂停体育课。48 小时后做好日常防晒工作，可选择硬防晒（如遮阳帽、伞等）和外用物理防晒剂。

3. ALA-PDT 治疗后的"爆痘"怎么办

ALA-PDT 治疗后，毛囊内的细菌以及皮脂一过性排出，小部分人会出现短暂的"痘痘"增多情况，称为反应性痤疮，俗称"爆痘"，请不用担心，这常是治疗有效的标志之一，一般可自行恢复。零星的"爆痘"不经特殊处理常在 10～30 天完全缓解，且不留瘢痕。如能坚持继续治疗，效果会更加理想。但是，严重的大面积的"爆痘"需要及时就医，在排除其他身体疾病之后进行规范化对症处理。

4. ALA-PDT 治疗后的肤色加深会退吗

ALA-PDT 治疗后肤色加深是一种正常现象，可自行恢复。治疗后立刻冷喷 20 分钟，回家后做好保湿、防晒措施；治疗后也可以遵医嘱使用果酸、水杨酸等化学疗法加速皮肤内色素代谢，加速变回白皙的皮肤。通常皮肤越黑的人出现色素沉着的可能性越大。

5. ALA-PDT 治疗后皮肤干燥、结痂如何处理

皮肤干燥是由于光动力治疗后皮脂腺受到了可逆性损伤，导致面部皮脂分泌的降低，因此皮肤在恢复期间会出现一段时间的干燥，恢复期结束后即可自行恢复。治疗后即刻湿敷冷喷，回家后常规使用保湿剂。部分患者可能会出现结痂，请勿用手抠、挖，待充分保湿后结痂会自行脱落。

6. ALA-PDT 治疗痤疮的效果如何

敲黑板，重点来了！国内、国外已有大量相关报道证实ALA-PDT 是一种高效、安全、快捷、耐受性好的痤疮治疗技术，副反应轻微，为一过性，无耐药产生，特别是对重度痤疮，治疗效果与长期联合应用维 A 酸和抗生素相似，起效更快。大部分患者经 3 次治疗，大约一个半月的时间，"痘痘"会明显改善。在随后的 3 个月到半年时间，痘印逐渐淡化，皮肤不再"痘"志昂扬。令人鼓舞的是，经过临床文献以及大量临床病例证实，ALA-PDT 治疗后一段时间，患者的肤质也可以得到持续改善，在新生瘢痕、肤色、含水量等方面较治疗之前显著提升。这是由于光动力治疗具有刺激胶原蛋白的新生、加强皮肤代谢的作用。

高兴在 1 个月内接受了 3 次光动力治疗，疗程结束后脸上的"痘痘"消失了，相信很快他又会变回那个乐观开朗的小伙子。

（无锡市第二人民医院　陶诗沁）

❀ 点阵激光与黄金微针有什么区别

二氧化碳激光是波长为 10600 纳米的剥脱性激光，其作用于靶组织中的水。当二氧化碳激光作用于皮肤后，会被真皮和表皮中的水分吸收，产生很高的温度，瞬间气化皮肤组织，使局部组织变性坏死。由于坏死面积较大，术后发生感染、愈合

不佳、色素沉着等副反应的风险大大增加。于是在二氧化碳激光发射模式中加入了"点阵模式"，二氧化碳点阵激光作用的区域会发生"柱状微小表皮热变性坏死改变"，在这些微孔周围保留了正常皮肤，有助于后期的修复，避免了皮肤组织大面积的坏死，而这些正常皮肤也接受了来自激光的热刺激，这样一来，将启动我们皮肤的一个修复过程：表皮发生一定程度的剥脱，真皮胶原纤维再生重排，重塑我们的皮肤。但激光修复过程也比较长，表皮通常会经历"结痂－脱痂"的过程，脱痂后，由于新生毛细血管较多，局部皮肤会有发红的表现。

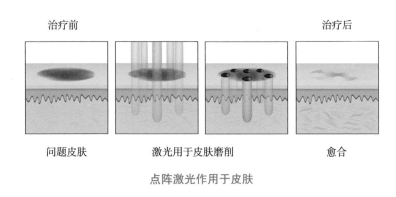

治疗前　　　　　　　　　　　　　　　　　　　治疗后

问题皮肤　　　　　激光用于皮肤磨削　　　　　愈合

点阵激光作用于皮肤

黄金微针是近年来新起的一种治疗手段，它在传统微针治疗的基础上，加入了射频技术。射频技术是利用电磁辐射能量迅速加热靶组织，从而达到治疗效果。黄金微针的直径仅有0.25毫米，其治疗深度可达真皮层深层，也可根据患者具体情况设定治疗深度，通常为0.5~3毫米。

当黄金微针刺入皮肤的过程时，会产生机械刺激的作用，促进胶原的再生；同时针尖释放射频能量，使得热能在真皮层聚焦，真皮受到热刺激后，即刻出现胶原的收缩，同时刺激成纤维细胞产生更多的新生胶原；由于黄金微针针体表面有特殊绝缘层，所以只有尖端能释放射频能量，确保了表皮不会直接被加热，减轻了表皮的损伤，有利于皮肤屏障的保护及修复；微针退出皮肤后留下的微孔，可以使营养成分更多的渗透到皮肤中。

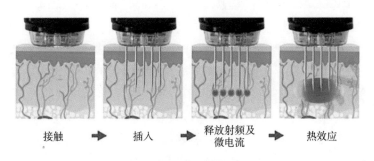

接触 ➡ 插入 ➡ 释放射频及微电流 ➡ 热效应

黄金微针的作用原理

二者都可用于痤疮后瘢痕的治疗，一定程度上可以改善毛孔、痘坑等问题。相较于二氧化碳点阵激光，黄金微针对表皮的热损伤作用较弱，也就是说，术后结痂不会那么厉害，皮肤屏障受损较轻，修复时间也相对较短，对于工作较忙的年轻人来说，黄金微针是不错的选择；但二氧化碳点阵激光对表皮重塑的作用也是黄金微针无法取代的。痤疮后瘢痕需多次联合治疗才能取得较好的疗效，但再好的治疗也做不到"零毛孔、奶油肌"，大家应该理性选择。总之，在选择治疗方式上，大家可以根据自身病情及经济状况，经专业的医生面诊后，制定合适的治疗方案。

（昆明医科大学第一附属医院 项惠艺 杨智 何黎）

❀ 激光术后应该注意什么

1. 依据激光治疗后的皮肤反应，选择冰敷或冷敷。如仅为红斑和轻微灼痛，可在治疗部位予冷敷（4℃）10～20分钟，降低局部皮温；若出现明显的红斑、甚至白霜反应，灼痛明显，可予术后立刻间断冰敷20分钟，但需注意冰袋外层用无菌纱布包裹，避免冰块直接和长时间接触治疗部位，从而预防由于皮温迅速下降导致的局部冻伤，当灼热感与疼痛感明显减轻后可停止冰敷。

2. 非剥脱激光治疗后1周内需加强皮肤护理，建议每天使用舒缓、保湿类医用面膜，每次持续时间10~15分钟，加强皮肤保湿，修复受损皮肤屏障，避免激光术后出现的红斑、干燥、脱屑等症状发生。面膜湿敷后可选用舒缓、修复类护肤品加强皮肤护理。可采取戴口罩、戴帽子、打伞等硬防晒，一周后可外搽防晒霜进行防晒。1月内不可使用含有羟基乙酸、水杨酸、维A酸等具有剥脱、去角质功效的护肤品，不可使用高浓度维生素C、酒精等刺激性成分的护肤品。

3. 剥脱性激光治疗后常出现点片状结痂，一般痂皮脱落时间约为1~2周（外敷面膜，加强皮肤护理可促进痂皮脱落），这段时间内尽量用温水清洁面部，不必使用洗面奶，如条件允许可用生理盐水或活泉水清洁面部，然后用一次性医用无菌棉签轻轻擦干，避免用力过猛，使痂皮过早脱落，引起色素沉着、感染等不良反应。皮肤护理和防晒原则同非剥脱激光治疗术后。

4. 若痂皮在1~2周内未脱落，或脱落后明显发红，有局部感染、色素沉着等情况，应及时就医处理。切不可自行用药！

5. 痂皮脱落后可见新生皮肤组织，由于这些新生皮肤组织抵御紫外线照射能力很弱，此时更应加强皮肤保湿与防晒，以避免激光术后色素沉着、敏感等问题。

6. 激光术后1~2周内避免剧烈运动、蒸桑拿、去公共游泳池游泳、泡高温浴或高温冲洗等。尽量清淡饮食，作息规律，保证充足睡眠，禁止吸烟、喝酒。

（昆明医科大学第一附属医院　项惠艺　涂颖　何黎）

"痘痘"患者如何护肤

✿ "痘痘"患者如何洗脸

1. 水温

洗脸的水温最好接近体温，容易溶解皮脂。过冷容易引起毛孔、毛细血管收缩，不利于洗去污垢和过剩的皮脂；过热会过度洗去皮脂，造成皮肤干燥、脆弱，还会刺激皮脂过度分泌。有

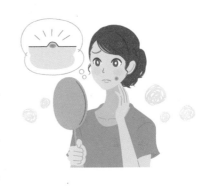

研究显示，皮肤温度每升 1℃，皮脂分泌量就上升 10%，即所谓的越洗越油。所以，水温还是不冷不热，舒服就好。

2. 频率

洗脸应早晚各 1 次。有的患者自觉面部油腻，一出油就洗，却不知道皮肤自有一套精妙的平衡系统，皮脂洗掉又会很快分泌出来，洗得越勤，分泌越快。频繁洗脸还会洗去皮肤表面的脂质膜，损伤角质层，破坏皮肤正常微生态平衡，进而影响皮肤屏障功能。导致一有"风吹草动"，这张脸就要给你点儿"颜色"看看——出现发红、发痒、刺痛、灼热等症状。所以洗脸次数不多不少，早晚就好。

3. 清洁剂

在面部出油多的时候或者多油的区域，比如 T 型区可用控油的清洁剂，每天使用 1~2 次即可。皮肤干燥部位，或者面部出现了大量红"痘痘"、脓疱、红斑、脱屑、渗液，感到疼痛、瘙痒等不适的时候，建议只用温水清洗。洁面产品哪家好？温和的就挺好。

4. 步骤

先用流动水清洗面部，再挤出指甲盖大小的洗面奶置于手

心，用手指将洗面奶打出泡沫后在面部画圈涂抹，或者用中性香皂在水中揉搓起泡，再捧起泡泡洗脸。清水洗净洁面剂后，用干净、柔软的毛巾或洗脸巾压脸吸水。用洁面仪、超声波洗面器洗脸好不好？用手就好。

5. 洁面后的护肤

涂抹安全的保湿润肤剂，修复皮肤屏障。何时涂好？洗完越快越好。患病期间，粉底、隔离霜、防晒霜、彩妆怎么涂？不涂最好。

6. 护肤注意事项

"面子"太薄，磨砂膏使不得，保湿剂少不了，防晒要加强。

（首都医科大学附属北京潞河医院　郑玲玲）

❀ "痘痘"患者如何正确选择功效性护肤品

近年来，受"痘痘"困扰的人群越来越多，"痘痘"不仅会对外貌造成影响，还会造成心理上的自卑。面对琳琅满目的祛"痘"产品，如何科学护肤，战"痘"胜利呢？

总的来说，功效性护肤品在痤疮治疗中主要考虑为以下几个方面应用。首先，轻度痤疮患者，可以直接选择祛痘类功效性护肤品；其次，痤疮合并皮肤屏障受损的时候，可以考虑选择具有舒缓、修复屏障功能的功效性护肤品；最后，在痤疮的维持治疗中可以根据皮肤性质选择适合的功效性护肤品。

1. 选择祛痘类功效性护肤品需要注意，产品应该具有活性成分、经过临床验证、安全性好的特点。常用的祛痘类以及其他功效性护肤品成分及作用见下表。

抑制皮脂分泌	榆绣线菊提取物中的多酚、甘草提取物、锯齿棕提取物、维生素A、B族维生素（如2%烟酰胺）、富勒烯、表没食子儿茶素、没食子酸酯等
角质溶解或剥脱	α-羟基酸（包括乙醇酸、乳酸、果酸、扁桃酸等）、水杨酸、亚油酸
抗痤疮丙酸杆菌	滇重楼提取物、锌盐、月桂酸或月桂酸乙酯等中链脂肪酸、视黄醛、山竹提取物
抗炎	烟酰胺、α-亚麻酸、二十碳五烯酸和二十二碳六烯酸、锌盐等，以及多种植物提取物，如滇重楼、马齿苋、茶树油、燕麦、芦荟、金盏花、积雪草、甘草、红没药醇、大马士革玫瑰、西洋甘菊、山竹
修复皮肤屏障	透明质酸、天然油脂提取物，如青刺果油、橄榄油、葵花籽油、椰子油、燕麦油、摩洛哥坚果油等

2. 正确使用功效性护肤品

（1）日常护理：以粉刺、丘疹为主的轻型痤疮患者，皮肤油腻者，可使用含控油、溶解或剥脱角质、抗炎、抗菌、修复皮肤屏障活性成分的抗粉刺类功效性护肤品进行日常护理。如选用控油兼有修复皮肤屏障作用的中性或弱碱性清洁剂清洁，补充保湿水，再外涂具有控油、修复皮肤屏障的凝胶，局部皮损处外涂具有角质溶解、抗炎、抗菌作用的乳液，每天2次。皮损消退后日常外擦防晒剂（建议使用物理防晒产品），以减少皮肤刺激和光损害。

（2）协同应用：系统或外用维A酸类药物治疗痤疮，皮肤容易出现红斑、干燥、脱屑、敏感或光敏等，应选择具有舒缓、控油、保湿作用的洁面产品，再外涂具有舒缓、修复皮肤屏障的乳剂或霜剂，每天2次。化学剥脱术和各种物理治疗后，皮肤易出现干燥、脱屑、红斑、瘙痒甚至渗出等症状，术后 1 周内连续使用具有修复皮肤屏障功能的面膜，每天 1 次，3 ~ 5 天后外涂具有修复皮肤屏障功能的乳剂或霜剂，每天 2 次，做好硬防晒，1 周后配合使用具有光防护作用的清透防晒霜。

（3）预防复发：重型痤疮转变为轻型痤疮停止口服药物治疗时，可单独使用抗粉刺类护肤品，或者配合口服 / 外用药物维持治疗，以预防复发。油性皮肤选择以控油、修复皮肤屏障成分为主；混合型皮肤应分区护理，T 区以控油成分为主、面颊部以修复皮肤屏障成分为主；敏感性皮肤以选择舒缓、修复皮肤屏障的成分为主。粉刺处局部粉刺点涂具有角质溶解或剥脱成分为主的产品；炎性丘疹以抗炎、抗痤疮丙酸杆菌的成分为主；炎症后色素沉着以祛除色素的成分为主。

小伙伴们，学到痤疮应该掌握的护肤精髓了吗？

（昆明医科大学第一附属医院　杨建婷　邓圆圆　何黎）

❀ 使用维 A 酸类药物会造成皮肤敏感吗？如何预防

"医生，我的脸怎么啦？原先长'痘痘'，用药后'痘痘'好一点儿了，但是皮肤过敏了，红红的、痒痒的，老是绷得紧紧的，还脱皮，这可怎么办，难看、难受，这脸还有救吗？还能恢复原先白嫩光滑的脸吗？"

这是我们在患者"痘痘"治疗一段时间后时常听到的问题，患者常感到皮肤红、痒、紧绷等，会说自己用药过敏了，经过询问后，大多用过维 A 酸类药物。为什么会出现这些状况？是否是维 A 酸类药物致敏？维 A 酸类药物是否不能用了？

首先，维 A 酸类药物还是必须要用的，因为这类药物是战"痘"的重要"武器"。《中国痤疮治疗指南（2019 修订

版)》中明确写道:"外用维 A 酸类药物可作为轻度痤疮的单独一线用药,中度痤疮的联合用药以及痤疮维持治疗的首选用药","口服维 A 酸类药物是结节囊肿型重度痤疮的一线治疗药物,其他治疗方法效果不好的中度或中、重度痤疮替代治疗"。

其次,在用维 A 酸类药物治疗"痘痘"一段时间后,会出现皮肤红、痒、紧绷、干燥、脱屑等症状,这是在使用维 A 酸类药物后出现的皮肤屏障破坏和皮肤敏感的症状,但并不是我们平常所说的过敏。这些症状的出现,尤其是口唇干裂,往往表明药物对"痘痘"起作用了,是治疗有效果了。但是部分患者往往难以忍受前述症状,不能坚持治疗。

用维 A 酸类药物为何会出现皮肤屏障破坏和敏感呢?这主要是"痘痘"患者本身会有经表皮水分丢失(TEWL)增加、角质层含水量减少等皮肤屏障受损的情况。在用维 A 酸类药物后,由于皮脂腺功能抑制,皮脂分泌减少,表皮更替加快,最外层角质细胞分离,角质层变薄,角质屏障损伤明显,表现为"痘痘"好转的同时引起皮肤屏障的受损及出现皮肤敏感症状。

使用维 A 酸类药物后如何预防皮肤屏障被破坏呢?如何在治疗有效的同时使患者能够坚持治疗呢?这就需要在使用维 A 酸类药物同时,使用具有舒缓、修复类功效性护肤品以维持和修复皮肤屏障,并做好保湿和防晒工作。

我们曾做过一个临床测试观察:50 例痤疮患者随机分成两组,一组在口服异维 A 酸期间配合外用同一款具有舒缓、修复类功能的功效性护肤品,每天 2 ~ 3 次,另一组仅口服异维 A 酸,不用前述功效性护肤品,二组患者均观察 3 个月。结果显示:联合舒缓、修复类功能的功效性护肤品组,用药 2 个月即可达到单纯口服异维 A 酸用药 3 个月组的疗效,明显缩短了疗程、减少了用药量，并且在得到好的疗效同时，面部基本不出现潮红，也不干燥、紧绷。这说明使用维 A 酸时联合舒缓、修复类功能的功效性护肤品，可修复皮肤屏障，改善使用维 A 酸带来的皮肤屏障受损症状，提高疗效，缩短治疗周期，提升患者依从性。

因此，在战"痘"过程中，我们要了解使用维 A 酸类药物的重要性，在使用维 A 酸类药物时要配合使用功效性护肤品，《中国痤疮治疗指南（2019 修订版）》指出："在使用维 A 酸类、过氧化苯甲酰等药物或物理、化学剥脱治疗时易出现皮肤屏障受损，宜选择舒缓保湿类护肤品"，使用维 A 酸类药物时同时使用舒缓保湿类修复皮肤屏障的功效性护肤品，可增加病人的顺应性，提高疗效，提高我们战"痘"的信心。

（杭州市第三人民医院　许爱娥）

❀ 长"痘痘"要和化妆品说拜拜吗

小 A 是个爱漂亮的女孩，飞扬的青春，得体的妆容，走到哪里都是一道亮丽的风景线。可是，恼人的"痘痘"近期频频光顾她原本白皙的脸蛋儿，真是一"痘"毁所有。为了遮住这些破坏分子，小 A 用了大量的遮瑕膏，可是遮住了"痘痘"一时，卸妆后"痘痘"却更加此起彼伏。苦恼的她前来咨询，长"痘痘"可以使用化妆品吗？擦粉会阻塞毛孔吗？下面我们就小 A 的问题来学习一下。

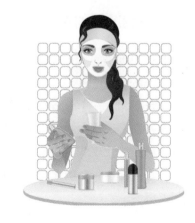

对于痤疮患者，粉底

液、隔离霜等化妆品要谨慎使用，因为它们在遮瑕的同时容易堵塞毛孔，而且在卸妆的时候对皮肤及毛囊口的摩擦刺激也会刺激毛囊角化，进而引发或者加重"痘痘"。有的朋友会说："不用粉底怎么出门啊？"轻、中度的痤疮朋友不需要过度担心。学者们发现轻、中度痤疮治疗的同时，使用粉底液遮瑕并没有明显加重痤疮。但是，重度痤疮的朋友就不要尝试啦！

治疗期间需要化妆怎么办？并不是一次化妆就会让所有的治疗前功尽弃，但爱美的你们需要了解化妆品的成分，避免化妆品性痤疮的发生。

化妆品一般有几个"常驻成员"：基质，含有油脂类、蜡类等，容易造成油性成分堆积，加重痤疮；防腐剂，经常使用容易导致皮肤正常菌群失衡；色素、香料，容易刺激皮肤、加重皮肤敏感，削弱皮肤屏障功能。

所以，虽然化妆品不一定直接导致痤疮，但继续使用化妆品会导致油性成分堆积，皮肤微环境失调，不利于皮肤屏障的恢复并且容易加重痤疮，还是要谨慎使用！毕竟，战"痘"成功之后才能更加美丽！

（哈尔滨医科大学附属第二医院　柏冰雪）

❀ 油性皮肤如何选择面膜

谁不想拥有健康的肌肤、光洁的脸庞？但很多朋友却因"痘痘"造成的"面子"问题困扰不已。油性皮肤的朋友发现，"痘痘"似乎特别偏爱他们。在这场持久的战"痘"中，有些人特别喜欢敷面膜，但面对种类繁多的面膜，痘友们往往无所适从。油性皮肤适宜选择哪些类型的面膜呢？祛"痘"面膜可以每天使用吗？敷面膜的时间是不是越长越好呢？我们来一起了解一下。

首先，我们要知道保持皮肤清洁、控油和保湿是油性皮肤科学护肤的关键。油性皮肤因为皮脂腺过度分泌脂质，易引起皮脂腺导管堵塞，另外，过量的皮脂为痤疮丙酸杆菌等微生物提供良好的生存条件，因此，油性皮肤更容易患痤疮。

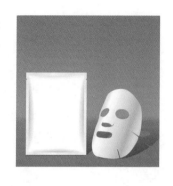

战"痘"重点一：选择适合油性皮肤的面膜

1. 面膜类型的选择

目前市场上的面膜主要有妆字号和械字号两大类。痤疮稳定期的朋友们在日常的皮肤保养时，可以使用妆字号面膜。相比之下，械字号面膜因其生产标准更严格，成分安全且功效性较强，更适合痤疮炎症期患者使用。

2. 面膜功效的选择

面膜按功效可分为补水、滋润、美白、控油、舒缓、清洁、紧致、祛痘等类型。油性皮肤更适合具有补水、清洁、控油、祛痘功效的面膜。

有很多人说："油性皮肤都那么油了，还用保湿吗？"答案是肯定的。皮肤上的油脂是由皮脂腺分泌的，痤疮患者皮肤屏障受损，而水分是皮肤屏障功能得以发挥的重要因素。常见的补水成分有海藻、玻尿酸等。控油面膜是通过吸附、收敛、疏通，减少皮脂分泌，达到控油的目的。祛痘面膜能够抑制细菌生长、调节水油平衡、减轻色素沉着等作用，常见的成分有水杨酸、滇重楼、茶树油、抗菌肽等。另外，含有胶原原液的面膜在修复皮肤屏障的同时，还具有杀菌、抗炎以及减少色素沉着的作用。滋润面膜因含有脂类及多糖类等营养成分，不适合油性皮肤。中、重度痤疮的朋友在选择功效性面膜时，最好在医生的指导下进行。

3. 面膜剂型的选择

除了常用的贴膜，还有凝胶，膏剂等。贴膜和凝胶型面膜更适合一些中、重度痤疮患者使用。

战痘重点二：正确使用面膜

1. 敷面膜前准备工作

用温水辅以控油洗面乳清洁脸部，也可以用温热的毛巾在面部热敷 2～3 分钟，然后选用舒缓类型的控油爽肤水及清爽型保湿产品，轻轻拍打，让成分充分吸收。

2. 敷面膜注意事项

（1）敷面膜不是越久越好，除了睡眠面膜外，普通面膜应该控制在 15～20 分钟，敷面膜时间延长并不能增加成分的吸收。

（2）面膜去除后建议用温水洗脸，并用调理水收敛毛孔，同时可以选用保湿产品锁住皮肤的水分和营养。

（3）正常情况下，面膜不必天天敷，一周敷 2～3 次即可。面膜使用过频，会导致皮肤水合过高，削弱皮肤正常的屏障功能。另外，有些祛痘面膜有去角质的作用，会破坏皮肤屏障，使皮肤更容易受到外界的伤害，导致皮肤敏感。

（4）注意面膜的使用期限，过期的面膜效果大打折扣，还会增加过敏的风险。

总之，科学合理使用面膜可以辅助痤疮的治疗，但过度使用面膜则有可能加重痤疮。"痘痘"并不可怕，只要坚持用药治疗，合理护肤，我们一定能够战"痘"成功！

（哈尔滨医科大学附属第二医院　柏冰雪）

✿ 听说芦荟有消炎抗"痘痘"的作用，可以直接敷脸吗

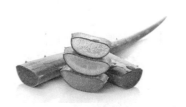

记得初入大学的自己，满脸"痘痘"，当时也不知道"痘痘"就是痤疮，更不知道这个竟然是病，需要去医院接受正规治疗，而是觉得过了青春期自己就会好（为自己当时的无知感到后怕）。自己也曾捣鼓过各种土办法、偏方，最多的便是芦荟。经常剪断一片叶子，将其黏黏腻腻的汁液敷在脸上，心里念叨着敷上就会好，"痘痘"就会减轻。最后芦荟用得所剩无几，"痘痘"并没下去多少，还被折腾成了红脸蛋。

下面我们就来说说芦荟是否可以祛"痘"，是否可以直接使用鲜芦荟汁敷脸。

芦荟旧称"卢会"，"卢"是来源于其药材颜色特征，是"黑色"的意思，而"会"是指药材"木之脂泪凝聚而成"的形成特点，指"聚集"之意。芦荟叶子切口滴落的汁液呈黄褐色，空气氧化后变成黑色，且凝为一体，故称"卢会"。

芦荟品种较多，常见有库拉索芦荟、斑纹芦荟及好望角芦荟等。主要利用部位是叶片，含有两种有效成分，一种是从芦荟外层叶子提取的黄色汁液；另一种是从多汁的芦荟叶子里面挤压出来的黏稠的汁液，其主要成分为水，多制成凝胶，用于护肤。

从中医上讲，芦荟性寒、味苦，归肝、胃、大肠经，具有泻下通便、清肝泻火、杀虫疗疳之用，外治癣疮。现代研究表明，芦荟含有大黄素甙、芦荟酊、缓激肽酶等成分，可发挥杀菌、消炎作用；芦荟素、大黄素、芦荟酊等成分还可软化表皮

层角质，抑制皮脂分解；此外，芦荟中含有的多糖类、氨基酸、维生素、微量元素有促进组织再生的功效。

生活中经常听到有人说长"痘痘"了、有"痘印"了外用芦荟胶；烧伤、烫伤了外用芦荟胶；蚊虫叮咬了、出门晒伤了也外用芦荟胶。从他们的叙述中，芦荟胶几乎无所不能，到底是谁给了芦荟这么大功效呢？是无知。在临床中，芦荟胶的治疗作用收效甚微，反而有不少患者因为乱用造成皮肤过敏等不良反应来就诊。

众所周知，痤疮的产生与炎症及痤疮丙酸杆菌定植有关。那么，芦荟和炎症及痤疮丙酸杆菌有什么关系呢？研究表明，芦荟对杀灭痤疮丙酸杆菌无效，对抑制痤疮相关的炎性亦无效。

既然芦荟不能治疗痤疮，那么芦荟是否可以保湿呢？

基于目前的证据，很难做出结论。外用鲜芦荟叶，看似纯天然，但因为芦荟叶中含有的某些化学物质，医学上称"完全抗原"，可使普通淋巴细胞转化成致敏淋巴细胞，释放细胞因子，引起炎症反应，造成皮肤毛细血管扩张而出现大片红斑，血浆外渗引起红肿、水疱，引发接触性皮炎。所以，鲜芦荟汁不能直接涂抹于面部皮肤，需要经过专业提炼、脱敏等处理后方可直接接触皮肤。建议在使用之前，在耳后或前臂涂抹少量观察反应，如果不过敏，才建议少量、少次、小范围外用。

综上，最后告诉大家，芦荟对于治疗痤疮是没有直接作用的。同时，切勿直接挤压鲜芦荟汁外用于面部，以免引起皮肤不适。

（河南省中医院　方玉甫）

🏵 在家用蔬菜泥或新鲜水果敷脸，可不可行

印象很深刻的是有一天门诊，一位小姑娘来看病，远看一朵花，近看面成"花"：她颜面潮红，布满密密麻麻的红疹子，部分甚至有渗液。问她原因，她回答道："我昨晚外敷了柠檬片，我想变白一点儿，没想到成这样了。"

门诊中几乎每天可以看到面部过敏的患者，虽然原因各不相同，但绝大部分和护肤有关。近来，很多爱美人士喜欢自制果蔬面膜，认为只要选材安全、卫生，并且适合自己，用后没有不良反应就好。于是，按照网上教程，自制一系列果蔬面膜。但是，大多数果蔬自制面膜不建议使用，为什么？

如柠檬、草莓的含酸量太高，有可能对皮肤造成刺激；苹果、橙子的含糖量太高，肤感不舒适；自制面膜有效美容成分如维生素 E、维生素 C、B 族维生素等含量太低。

典型的例子就是，有不少人想通过自制柠檬片来淡斑，最后导致整张脸水肿。

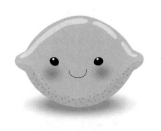

首先，大家需要明白一个观点，天然材料虽然"吸天地之精华，采日月之灵气"，但直接使用于皮肤往往伴随风险。不能直接敷脸的果蔬有柠檬、草莓、菠萝等酸性物质，易对皮肤造成刺激，使脸发干、发红，再严重些甚至可能会过敏，造成毁容。还有一些果蔬含有光敏性物质，如芒果、芹菜、菠菜（通过榨汁敷脸）等，用其做面膜使用后可能会诱发光敏性皮炎。山药、芋头等所含的植物碱亦可产生过敏反应，直接敷于面部，后果较严重。曾经有报道外用山药敷脸诱发皮肤过敏送急诊的病例。

如果实在想选用纯天然的果蔬敷脸，应该注意其成分，是

否安全、是否确实有功效。例如可选用西瓜皮、黄瓜、土豆片、豆腐、丝瓜等温和的果蔬。西瓜皮含有瓜氨酸、维生素C等，有美白补水、缓解晒伤的作用；黄瓜含有丰富的水分，可补水保湿；土豆片可促进血液循环，外敷可改善黑眼圈，亦可改善痤疮遗留的红色痘印；豆腐中含有丰富的胶原蛋白，可补水抗衰老；丝瓜含有B族维生素及维生素C，具有美白抗衰老作用。

使用须记住以下几个方面：①用之前在手臂内侧测试，看是否会过敏；②尽量在晚上使用，避免光敏反应发生；③现调现用，不要在面部停留过久，一般不超过20分钟。

因此，医学上是不主张自制果蔬面膜的，如确有需要，应注意该类果蔬有效成分，并遵循前述使用原则，避免脸部遭受"无妄之灾"。

（河南省中医院 方玉甫）

❀ 关于防晒产品，这些知识需要知道

1. 市场上防晒产品有哪些类型

防晒产品主要是根据配方中所含防晒功效成分和作用机制来分类的，可分为化学性紫外线吸收剂、物理性紫外线屏蔽剂和抗紫外线辐射的生物活性物质三种类型。

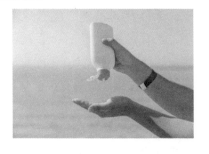

化学性紫外线吸收剂，顾名思义，化学物质可吸收紫外线辐射的光子，转化成分子的振动能或热能，从而起到防晒作用。目前化学性防晒霜的主要成分为甲氧基肉桂酸辛酯、二

苯甲酮 -4、羟苯甲酮、二甲基对氨基苯甲酸辛酯和水杨酸辛酯等。物理性紫外线屏蔽剂不吸收紫外线，但能反射、散射紫外线，用于皮肤上可起到物理屏蔽作用。最常用的物理防晒霜成分为二氧化钛和氧化锌。抗紫外线辐射的生物活性物质包括维生素 C、维生素 E、超氧化物歧化酶（SOD）、辅酶Q、谷胱甘肽，以及芦荟、马齿苋提取物中的维生素、抗氧化酶等。

2. 物理防晒剂和化学防晒剂有区别吗？各有什么特点

先说物理防晒剂，它的主要成分是二氧化钛和氧化锌，通过物理遮蔽、反射和散射光线达到防晒的目的。优点是不被皮肤吸收，安全性高、稳定性好，涂抹完就可以直接出门，不用等待，作用时间也比较长，只要不出汗或者擦拭，可以一直保持防晒效果。因为它不在皮肤上发生化学反应，不会被皮肤吸收，所以对皮肤较温和，敏感肌肤人群甚至儿童也是可以使用的。但是，纯的物理防晒剂都是膏剂，所以质感比较厚重油腻，涂在脸上泛白，油性皮肤人群、痤疮患者需慎重选择。

然后让我们了解下化学防晒剂，是通过化学物质与细胞结合，达到吸收某部分波长紫外线的效果。化学防晒剂质地一般比较细腻，感觉比较清爽，防晒效果比较好。缺点是化学防晒剂必须先被皮肤吸收、转化，这就可能会引起皮肤过敏，而且吸收、转化需要时间，一般需涂抹至少 20 分钟后才能起作用。另外，化学防晒剂在紫外线作用下容易衰减，防晒效果会逐渐减弱，所以需要每隔一段时间补涂。

综上所述，物理防晒剂安全但细腻度不足，化学防晒剂清爽却多有刺激，且需在出门至少 20 分钟补涂，各有优缺点。事实上，大多数的防晒产品是物理性防晒和化学性防晒的混合物。大家可以根据自己皮肤实际情况去选择合适的防晒产品。

3. 防晒系数是什么意思？防晒系数越高越好吗

防晒系数一般指 SPF，市面所见的防晒霜大多有这个字样，SPF 是皮肤阻挡中波紫外线（UVB）的指数。除了 SPF，还有一个指数是 PA，PA 是反映防晒产品对长波紫外线（UVA）的防护效果。

SPF 是根据皮肤的最低红斑剂量来确定的，在 $2mg/cm^2$ 的剂量下测试得到的数字。防晒系数是指在涂有防晒剂防护的皮肤上产生最小红斑所需能量与未加任何防护的皮肤上产生相同程度红斑所需能量之比值。简单说来，它就是皮肤抵挡紫外线的时间倍数。SFP 针对中波紫外线（UVB），后面的数值则是代表能延长几倍被晒伤的时间。举个例子：亚洲人的皮肤，正常情况下在太阳下 15 分钟会晒黑、晒伤。用 SPF15 的防紫外线光用品，那么约 225 分钟（15 分钟 ×15）后会晒黑晒伤。SPF30+ 的就是 15 分钟的 30 倍，15×30=450 分钟，即 7 个半小时。SPF50 的防晒霜代表 15×50=750 分钟。因此中国大部分地区用 30+ 的足矣。

PA 是 1996 年日本化妆品工业联合会公布的 UVA 防止效果测定法标准，是目前日系商品中最广为采用的标准，防御效果被区分为三级，即 PA+、PA++、PA+++，PA+ 可以延缓肌肤晒黑时间 2~4 倍，PA++ 可以延缓 4~8 倍，PA+++ 延缓 8 倍以上。

通常来讲，防晒系数越高，对肌肤的防晒作用也越大，但不是说防晒霜防晒系数越高越好，系数越高的防晒霜，其中的物理或化学的防晒剂含量也越高，对皮肤的刺激也越大，容易堵塞毛孔，阻碍皮肤的正常代谢。应根据环境、季节的不同选择防晒系数。

4. 日常使用多少倍的防晒产品合适

一般来说，室内上班为主的人群，日常防护可选用中、低等防护效果的防晒产品：SPF10~SPF15，PA+。如果从事游泳、打球等户外休闲活动，需要选择 SPF > 20，PA++ 的防晒产品。长时间在户外活动的人群和有光敏性皮肤疾病的患者则需要选择 SPF > 30，PA+++ 的防晒产品。游泳时最好选用具有防水功能的防晒护肤品。需注意，美国食品药品管理局在之前的调查中发布了关于防晒的 6 个新成果，其中有一条就是与防晒系数相比，防晒霜的用量和频度更为关键。因此足量涂抹、坚持补涂很重要。

（云南省普洱市人民医院　华颖坚）

❀ "痘痘"皮肤如何防晒

患者："医生，像我这样的"痘痘"肤质应不应该涂防晒产品呢？"

医生："你好，紫外线与"痘痘"的关系是具有两面性的，一方面紫外线会诱导痤疮患者的皮脂腺增生，皮脂分泌增多，表皮脂质成分改变，过氧化脂质增加，诱导毛囊皮脂腺上皮过度角化。同时，表皮因吸水而膨胀，毛囊皮脂腺导管会反应性回缩，毛囊漏斗部开口缩小。此外，强烈的日晒导致皮肤产生大量的自由基，损伤毛囊上皮角质细胞。这些都会让"痘痘"疯长。但另一方面，紫外线以及可见光中的蓝光和红光对炎性"痘痘"具有治疗作用，如临床治疗"痘痘"使用的红蓝光。所以对"痘痘"肌肤来说，只要不是过度的日晒是可以接受的。但处于紫外线强烈地区、季节的时候或者长时间暴露在日光下，防晒是很有必要的。

患者："哪些情况下不适使用防晒产品？"

医生："当表皮炎症因子表达增强时，表皮通透屏障功能受到破坏，毛囊上皮屏障功能下降，此时毛囊内脂质分泌不畅，易发生堵塞，使用防晒霜会使痤疮加重。"

患者："涂防晒霜后总有很厚重的感觉，脸上油光光的，会不会阻塞毛孔加重'痘痘'"？

医生："长'痘痘'的肌肤油脂分泌比较旺盛，而许多防晒霜往往是一层不透水、不透油的物质，感觉很厚重，脸上油光光的，这样很容易堵塞毛孔，让'痘痘'变得更加严重。"

患者："'痘痘'肌如何选择防晒霜？"

医生："市面上销售的防晒产品主要包括霜类、乳液类、喷雾类、粉末类。不同剂型的优点与适合人群如下。"

1. 霜类产品的优点

与其他类别相比有较高的保湿效果。流汗后也不会流失的防水类防晒产品多以此类为主。

2. 乳液类产品的优点

涂抹起来方便。霜类产品可能会导致"痘痘"恶化，不适合"痘痘肌"，但乳液类可以正常使用。

3. 喷雾类产品的优点

使用方便、简单，适合忙碌的人群使用。后背等手无法触及的地方也可以简单地使用。

4. 粉末类产品的优点

相比较而言对肌肤更温和，适合小孩子使用。能充分涂抹是这类产品的最大优点。

防晒霜种类很多，选择正确的产品很重要。如油性皮肤的人用稠厚的油性基质制剂化妆品易致粉刺，故应选用稀薄的洗剂、水剂为宜，所以对"痘痘"皮肤我们一般推荐使用轻薄防晒剂，同时还需要做好硬防晒，准备好遮阳伞和太阳帽等。

（云南省第一人民医院　关真）

"痘痘"治疗中的常见困惑

❀ 得了"痘痘"要不要治疗？多久能治好？能根治吗

▶**场景 1** 18 岁女性，因"面部粉刺、炎性丘疹 2 周"就诊。

患者："医生，我最近长了些'痘痘'，我觉得很难看，想治疗一下，但我的家人说这些是青春痘，是青春期的正常表现，是不用治疗的。得了'痘痘'究竟要不要治疗"？

医生："'痘痘'的学名是痤疮，痤疮的表现是可轻可重的，如果痤疮的皮疹和炎症较轻，如仅有少量粉刺或少量炎性丘疹（轻度痤疮），可以以改善生活和护肤习惯为主，待青春期过后，随着雄激素水平降低，脸上的'痘痘'通常也会逐渐减轻甚至消退。但是，如果出现较多的粉刺、炎性丘疹和脓疱，甚至结节和囊肿，则应积极治疗，以免出现'痘印''痘坑'等长久存在的损容性改变"。

▶**场景 2** 27 岁女性，因"反复面部炎性丘疹 3 个月"就诊。

患者："医生，我近几个月长'痘痘'了，最近有表演，需要出镜，请问多久能把这些'痘痘'治好"？

医生："'痘痘'的治疗改善时间与其严重程度、治疗方法、患者对治疗的敏感度及'痘痘'诱发因素是否祛除等多种因素相关"。

外用药物治疗是痤疮的基础治疗，轻度及中轻度痤疮可以外用药物治疗为主，中重度及重度痤疮在系统治疗的同时辅以外用药物治疗。具有抗痤疮丙酸杆菌和抗炎作用的抗生素可用于痤疮的外用治疗，点涂于有炎症的痤疮皮损处，一般使用 1~4 周，痤疮炎症控制后可停用。外用维 A 酸类药物具有改善毛囊皮脂腺导管角化、溶解微粉刺和粉刺、抗炎、预防和改善痤疮炎症后色素沉着和痤疮瘢痕等作用，使用时间一般为数周，粉刺消退后停用，也可用于痤疮的维持治疗。不同浓度与剂型的果酸、二硫化硒和水杨酸等药物具有抑制痤疮丙酸杆菌、抗炎或者轻微剥脱作用，也可作为痤疮外用药物治疗的备选。

如果以炎症表现为主的"痘痘"，可使用口服的抗炎药物治疗，通常用多西环素 100～200mg/d（通常 100mg/d），米诺环素 50～100mg/d，红霉素 1.0g/d，疗程一般不超过 8 周；结节、囊肿型的重度痤疮、伴严重皮脂溢出的痤疮，需要使用口服维 A 酸类药物治疗，疗程视皮损消退的情况及服用剂量而定，通常不少于 16 周。后续可以用维持治疗方案预防痤疮复发，疗程通常为 3～12 个月。

▶场景3 24 岁女性，因"反复面部炎性丘疹、结节、囊肿 3 年"就诊。

患者："医生，'痘痘'已经困扰我很多年了，总是吃了药就好点儿，不吃药又开始加重，反反复复，有没有能根治'痘痘'的方法？"

医生："轻型痤疮早期规范治疗并祛除诱发因素是可以根治的，在青春期内，由于该年龄段易感，因此容易受各种因素刺激反复发生；重型痤疮与遗传相关，相对顽固且容易反复，规范治疗、定期复诊可以很好地控制和缓解。另外，注意饮食和生活习惯也可减少或避免痤疮复发。"

（中山大学附属第三医院　郑跃）

✿ 脸特别油，可以使用"洗脸神器"洗脸吗

宏晓（化名）是个爱美的小帅哥，脸上时不时冒几个"痘痘"，也因此成了皮肤科门诊的常客。他最关心的是怎样祛

"痘"，怎样美白，爱出油怎么办？总之，对自己的"面子"不满意。

一次，接诊大夫是位刚工作的女大夫，额上也有几个"痘痘"。大夫拿着放大镜在宏晓脸上寻摸半天，无奈地说："你这细皮嫩肉的，就别来烦我了。"她又指着自己的额头："看，你再来我要上火了"。可宏晓还是觉得脸上爱出油，洗不净、擦不掉。为了让脸部达到无油状态，宏晓在网上寻找到一款"洗脸神器"，洗刷刷后果然爽了，不仅没了油腻感还紧绷绷了，几番刷洗后问题来了——脸"花"了。

"洗脸神器"是啥东西？原来是一款洁面仪。

洁面仪的一部分刷毛是不动的，另外一部分做小幅度快速往返运动，除了对皮肤洗刷的物理摩擦外，还有"声波"的高强度震动，以清除皮肤里的污物。是不是有些像大号的电动牙刷？牙齿够硬，可皮肤够吗？

皮肤自有一套严实而巧妙的结构，最外面的角质层就像我们的宏伟建筑——长城，是致密的"砖瓦式"结构，形成一个"滴水不漏"的屏障。皮肤里的皮脂腺分泌油脂，透过毛孔慢慢滋润皮肤表面，起到防护、润肤、锁水、维持酸碱平衡以及微生物平衡等作用。而经过洗脸神器三番五次的深度洗礼、频繁打磨后，不仅"自毁长城"，皮脂分泌的平衡也被打破，造成皮肤变薄、皮脂缺乏、水分流失、皮肤干燥、弹性降低、皮肤屏障损坏、酸碱平衡破坏……导致皮肤敏感，出现瘙痒、灼热、红斑、丘疹、脱皮、毛细血管扩张，甚至出现表皮的感染、发炎。"洁面故事"变成了"毁容事故"。

抗炎、抗过敏、冷喷、冷敷、修复皮肤屏障、保湿、防晒……经过大夫的一波操作，经过三四周的休养生息，宏晓终于恢复了"盛世美颜"。但是顾虑还在——少年的我们"油腻"了咋办？

一摸脸，你可能觉得黏糊糊、特别油。

皮脂腺分泌的油脂量，在正常情况下会在皮肤上达到一个精妙的平衡。分泌少了，皮肤会失水、发干、脆弱、敏感；分泌多了，会堵塞毛孔，继发粉刺，甚至发炎、感染。有的人皮脂腺分泌特别旺盛，尤其在脂溢区，出现了白头粉刺、黑头粉刺等损害。这种情况做个去油腻的"大扫除"是必要的，但要有度。2～3周1次，每次2～3分钟，用洁面仪清理堵塞的毛孔、祛除过多的油脂足矣。还需要把握的是，如果面部出现了发炎、感染、过敏，出现了"红痘痘"、脱皮、破损，洁面仪就歇歇吧，需要来皮肤科进行专业的处理。"痘痘"不仅是出油多造成的，还有复杂的发病机理，想靠洁面仪一洗了之，那是不可能的，洗脸神器其实是不存在的。

有些朋友的皮脂分泌其实是正常的，但自己不能接受皮肤黏黏的感觉，总是觉得油腻。建议来医院做个皮脂分泌功能的无创检测，油不油数据说了算。如果暂时不方便去医院，也可以做个简单自测：用柔和的洗面奶洗脸后，紧绷感能持续多长时间？如果是20分钟以上，恭喜你，你不油腻！

宏晓在测试后显示脂溢区皮脂分泌稍多，非脂溢区皮脂分泌正常。看来困扰宏晓的不是面子问题，而是思想问题、心理问题。我们给出的健康处方是平衡饮食、充足睡眠、适当运动、合理清洁、润肤防晒。具体的洗脸方式：每日2次温水洗脸，脂溢区可每天使用1～2次温和的洗面奶，洗脸后即刻使用安全的润肤产品。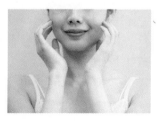

科学的生活方式才是真正的"洗脸神器"！

（首都医科大学附属北京潞河医院　郑玲玲）

❀ 可以自行挤"痘痘"吗

很多人喜欢用手挤"痘痘",殊不知,挤压不当会大大增加感染的概率,尤其是在"危险"三角区区域,严重者可造成颅内感染;此外,过度挤压"痘痘",炎症可能向真皮扩散,刺激基底层黑素细胞增多形成黑色"痘印",损伤真皮还有可能留下"痘坑"。

因此,对于"痘痘"切忌自己动手挤压,应该及时到医院进行治疗并接受专业的皮肤护理。

(昆明医科大学第一附属医院　杨建婷　何黎)

❀ "痘痘"患者能自行买药治疗吗

"痘痘"就是痤疮,它有不同的皮损,包括白头粉刺、黑头粉刺、丘疹、脓疱、结节、囊肿、瘢痕等,不同的皮损治疗方案不一样。另外,痤疮的治疗方案要根据患者的年龄、性别、皮肤性

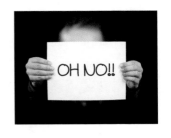

质等不同情况进行选择。因此,"痘痘"患者自行买药是不可取的。

痤疮治疗方案的选择需要根据患者的具体病情和皮损特点,并结合患者的心理状况全面考虑。在选择治疗方案前需要做好下面两件事情。

1. 详细询问病史。如饮食习惯、生活习惯、妇科病史、家族性遗传背景等。通过询问病史,可以了解患者可能的发病因素。患者皮肤类型、过去的皮肤护理情况、治疗经过,女性是否和月经有关,有无用手抠"痘痘"的习惯,是否为瘢痕体

质等。了解这些情况有助于初步判断患者的病情，指导下一步针对性用药和判断预后。

2. 仔细观察皮损特点。痤疮表现多样，不同患者皮损的特点不同，有的表现为白头粉刺和黑头粉刺，有的以丘疹、脓疱为主，有的以结节、囊肿为主，而有的已经成为"痘印""痘坑"。皮损分布的部位也不同，有的患者则是皮损散在几处，有的患者甚至整个面部、颈部都有皮损；有的患者在前额，有的患者在下颌，有的患者是头部、前胸、后背都有。因此，痤疮的治疗中须根据患者具体的病情和皮损特点针对性用药。患者应当充分暴露皮损，让医生在自然光线下仔细观察患者皮肤性质，以及皮损的性质和分布情况，有助于判断病情。

在痤疮治疗中应遵循 3 步原则。

1. 判断病情及主要的皮损类型。患者皮损是炎症性皮损还是非炎症性皮损，是痤疮的急性发作期还是痤疮后的色素沉着和瘢痕期。病情不同，治疗方案不同。

2. 规范、合理用药。根据患者的具体病情、年龄、皮肤类型以及心理影响状况，合理选择药物和用药剂型。患者皮损数量多少、皮损位置不同，选择治疗的方案也有所不同。

3. 健康宣教。向患者进行必要的解释，包括药物的种类、可能的副作用、用药中的注意事项、用药后可能达到的效果、如何选择护肤产品、护肤产品和外用药物如何搭配使用等。比如口服米诺环素不能用于 8 岁以下儿童，由于其可能的胃肠道反应，最好饭后服用，1% 的人会出现头晕；口服异维A 酸期间，患者需严格避孕，停药后 3 个月后才能备孕；米诺环素和异维 A 酸均有光敏性，服用期间要注意防晒，不然皮肤会变黑；外用药物过氧苯甲酰和阿达帕林都有刺激性，会造成皮肤干燥、发红、脱屑等情况，使用时应当局部点涂，而不是全脸涂抹等。

治疗信心的增强有助于提高患者对治疗方案的依从性。提醒患者定期复诊，及时观察病情变化。主要有以下 4 点。

1. 根据患者的病情轻重、皮损类型，同时参考患者的皮肤类型选择用药类型和剂型，如霜剂、乳剂或油剂用于干性皮肤，溶液或凝胶用于油性皮肤。

2. 尽量选择局部外用治疗，最大限度减少系统使用药物的不良反应。

3. 痤疮的治疗显效较慢，要有耐心。一般治疗药物的观察期是 4 ~ 6 周。观察期之后再根据患者的反应情况考虑换药或联合应用其他药物。

4. 及时根据病情变化调整治疗方案。比如早期炎症期以抗炎为主，炎症消退后出现色素沉着和瘢痕，需要调整为褪色素和抑制瘢痕形成的药物。

总之，痤疮干预与治疗越早开始效果越好。治疗时应根据患者的实际情况遵循局部和系统治疗相结合、药物和功效性护肤品相结合的原则，尽量减少系统和局部用药的不良反应。

提醒患者注意饮食调整，少吃辛辣刺激、甜腻食物，少喝牛奶。适当保持面部清洁，每天洗脸不超过 2 次，注意保湿、防晒。保持大便通畅，保持充足睡眠和良好心理状态，避免养成抠"痘痘"的习惯，以防后遗色素和瘢痕的形成。已形成的瘢痕可以通过激光、微针、射频、化学换肤等方法来改善。

患者一定要树立起治疗"痘痘"的自信心，相信"痘痘"是可以得到有效控制的，"痘痘"遗留的瘢痕也是可以改善的。

大家看，上面写的这么多细节，没有经过皮肤科系统培训的医生都是不可能掌握的，更不要说是患者本人了。因此，"痘痘"患者自己购药是不可取的。痤疮是病，应该找皮肤科医师进行正规诊治。

（中国人民解放军空军总医院　王瑞艳）

❀ "痘痘"很轻，需要吃药吗？"痘痘"很重，该如何治疗呢

1. 根据皮损类型选择治疗方案

非炎症性皮损：即各种类型的粉刺，常采用局部药物治疗，常用药物有维A酸、过氧苯甲酰、阿达帕林、壬二酸、他扎罗汀。如果粉刺数目多、位置深，可以配合粉刺挤压术和红蓝光照射治疗。

炎症性皮损（丘疹、脓疱）：少量的丘疹、脓疱可单独使用外用药物治疗，常用的外用药有维A酸、过氧苯甲酰、阿达帕林、抗生素软膏（夫西地酸、克林霉素）、壬二酸等。如果丘疹脓疱数目较多，还可口服抗生素（米诺环素、多西环素、红霉素等）及糖皮质激素。同时还可配合红蓝光、强脉冲光或者化学焕肤等治疗。

严重性皮损（结节、囊肿）：这类痤疮以口服药物为主，常用的有抗生素和异维A酸，女性患者伴有雄激素水平升高的可口服避孕药。光动力在治疗以结节、囊肿为主要表现的"痘痘"时效果也十分出色。

瘢痕：萎缩性瘢痕首选剥脱性点阵激光如二氧化碳点阵激光治疗，其次选择离子束或铒激光治疗。其他有效的治疗方法包括非剥脱点阵激光、微针、射频治疗，一些较大的凹陷性瘢痕还可以选择钝针分离、填充或者手术切除。增生性瘢痕与瘢痕疙瘩：治疗均较困难，目前多采用综合治疗，如激素局封注射、激光治疗（染料激光、二氧化碳点阵激光），痤疮导致的瘢痕疙瘩亦可以切除后局部放射治疗。

2. 根据分级选择治疗方案

轻度痤疮治疗主要是消除粉刺，炎性丘疹和祛除多余油脂。以外用药为主。粉刺可单独外用过氧苯甲酰、阿达帕林、

水杨酸，或者使用粉刺挤压器挤出粉刺。炎性丘疹可外用抗生素，配合壬二酸、阿达帕林等外用药。为预防复发，在皮损完全消退后可坚持外用维 A 酸类药物治疗半年到一年。同时应全程使用控油护肤品。

中度痤疮以消除粉刺、炎性丘疹和祛除多余油脂为主，疗程适当延长。需要口服和局部外用药物联合治疗。外用药物治疗同轻度痤疮。口服以四环素类抗生素为主，如米诺环素和多西环素。疗程一般 6～8 周。25 岁以上女性患者，以颈部和下颌部位为主的皮损可加用螺内酯或者雌孕激素治疗。炎症消退后可口服异维 A 酸维持治疗。

3. 重度痤疮治疗方案

同中度痤疮，不能口服药物者可用光动力疗法进行替代治疗。

这么复杂的皮损类型和痤疮分级，作为一名普通的痤疮患者，你能分清吗？你知道自己是轻度、中度还是重度吗？

因此，建议长"痘痘"的患者亲自来医院，找皮肤科医生面诊，医生会根据你的具体情况，来给你选择最适合你的治疗方法。

（中国人民解放空军总医院　王瑞艳）

❀ 被"毁容"了才明白，千万别小看闭口粉刺

闲暇时光上网休闲，我们经常可以看到两类广告：医美和美容院。一方面，我开始感叹推荐算法的强大，我这个皮肤科医生，天天看的东西要么跟皮肤病有关，要么跟护肤有关，这广告推得还挺精准；另一方面，我被这些广告词惊呆了，什么"两周消灭'痘痘'""三天快速祛斑"，看得我都怀疑自己这个皮肤科医生是不是白当了。我寻思这些美容院挺厉害，业务扩

展超级快,除了日常护肤外,"祛痘"也成了主流推广业务。再发展下去,不得把医院的皮肤科给吞并了?

好了,不开玩笑了,说实话,我真的为去美容院看痤疮的患者揪了一把汗。我治了几十年的痤疮,深深地知道里面涉及的原理有多复杂。当然,我也理解大家的心态,比如在痤疮前期的粉刺阶段,很多人可能不会放在心上,想处理也是作为"美容护肤"的需求来处理的,根本不会觉得这是一种病。毕竟,只有生病了才需要去医院。脸上长粉刺?你我他都有,这算哪门子的病。

我特别想说的是,痤疮早期的闭口粉刺,比大家想象的要可怕得多,它们就像是星星之火,如果你放任不管,会成燎原之势,甚至毁掉患者的整个脸。

✿ 闭口粉刺经美容院治疗惨遭"毁容"

这名患者是一名即将面临高考的高中生,大家知道这个年龄段正处于雄激素分泌旺盛的青春期,课业压力大,经常熬夜,最容易出现"痘痘"。刚开始的时候,患者脸上出现大面积的闭口粉刺。

这时,患者的妈妈就带他去了美容院做治疗,治疗方法是在局部围刺了很多针。

患者每周要去针刺治疗 1 次,治疗了 1 个月。在第 3 周的时候,患者感染了,脸部肿了,同时疯狂"爆痘"并流脓。

真是可怜了孩子,本来就有高考的压力,现在还需要承受"毁容"的痛苦。这个时候,美容院也"绷"不住了,赶紧让患者妈妈带孩子去医院找医生。

小小的闭口粉刺,在不正确的治疗方式下,最终演变成了"灼烧"脸庞的"大火"。

患者在我的指导下持续的口服和外用药治疗，以及经历了5次光动力治疗后，目前已经进入了稳定的康复期了，但是脸上还是留下了难看的凹陷性瘢痕，目前持续治疗中。

所以说，别轻视痤疮，别轻视闭口粉刺，它们真的有能力让患者和家属陷入悔恨甚至绝望。

扫描二维码，看真实患者诊疗过程

关于闭口粉刺的误区

让我们再复习一下，闭口粉刺是怎么形成的。当皮肤的毛孔被堵塞时，代谢产物无法排出堆在皮脂腺导管中就会形成白头粉刺，被氧化后变成黑头粉刺。至于为什么毛孔会被堵住，直接原因就是皮脂过多、角质细胞角化过度等。间接原因就太多了，遗传因素、油性皮肤、青春期、爱吃甜食和牛奶等都会导致粉刺的形成。闭口粉刺的后续发展就跟抽奖似的，运气好不发炎也就罢了，一发炎，就是大家熟悉的"痘痘"，炎症蓄积在皮肤浅层形成丘疹、脓疱，深层就是结节、囊肿，都是一些不受待见的东西。

对于闭口粉刺越早治疗越好。以一位小伙为例，最开始闭口粉刺有苗头的时候，家长就发现了，经相应治疗后有明显好转。

早发现、早治疗是最有效的法则，但很多人不懂得这个道理。相比之下，那些对闭口粉刺"无动于衷"的人倒不算什么，最可怕的是那些盲目治疗的人。所谓一通操作猛如虎，一看"痘痘"不胜数。

1. 不要用洗脸仪猛搓

有一些洗脸产品，宣传的时候说可以祛除闭口粉刺。然而很多人一用，这闭口粉刺迅速地变成"痘痘"了。请大家注意，有了闭口粉刺，千万不要用这种产品，按在脸上一顿摩擦后，只会促进闭口粉刺进化为炎性"痘痘"，或者增加新的毛囊口角化及粉刺形成。

2. 不要自己处理

我们非常不建议大家自己挤闭口粉刺，挤不干净不说，有时候挤的动作给皮肤带来很大的损伤。更不建议大家自己动手针挑，闭口粉刺需要在医院进行治疗。有的美容院有"针清"这个项目，但美容院操作规范程度良莠不齐，大家很难知道做"针清"的人是否受过专业的医疗培训。不当的挑痘会破坏毛囊皮脂腺单位的结构，进而发生更严重的痤疮，因此也不推荐大家去美容院做"针清"。所以，大家要是想治疗闭口粉刺，一定来医院找皮肤科医生，在正规的医疗机构接受治疗。

最后总结一下，闭口粉刺是痤疮的最初形式，痤疮是皮肤病，因此患有闭口粉刺的朋友们，一定及时来医院皮肤科就诊。

（中国人民解放军空军总医院　王瑞艳）

❀ 有什么方法可以迅速解决毛孔粗大的问题吗

患者："医生，我的毛孔粗大可以改善吗，都可以插秧了！"

医生："可以改善，但是……"

患者："可以隐形看不见吗！下个月我就要结婚了，赶在结婚之前能好吗？"

医生："这个时间比较仓促，没办法保证。"

患者："有没有快一些的办法呢？"

医生："无论什么办法，都不能操之过急。"

门诊经常会有这样的患者来就诊，急于解决自己的毛孔问题，因为其严重影响了自己的美观。面部，尤其是鼻翼两侧的皮肤，毛孔粗大不能称为疾病，但是会显得皮肤粗糙，不够细嫩，有时候还会很显老。要想解决毛孔粗大的问题，最好是针对其原因进行治疗。

我们先看一下毛孔的组织结构，面部皮肤毛囊和皮脂腺属于同一开口，这个开口就是我们所说的毛孔。毛孔粗大的三大主要原因：皮脂溢出、皮肤老化、毛囊体积大。此外，毛孔大小还受其他因素影响，如遗传、痤疮、慢性光损伤、体内激素水平、护肤习惯等。

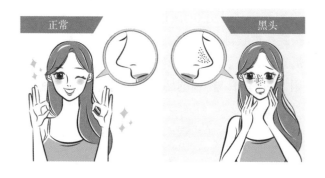

首先，毛孔大小与油脂分泌量呈正相关，即在出油多的人群里，毛孔趋向于粗大。而皮脂溢出受激素水平控制，主要是雄激素（睾酮）水平，因此男性比女性皮肤出油更多。对女性来说，油脂分泌也受月经不同时期影响，排卵期油脂分泌较其他时期增加，可能与排卵期黄体酮分泌增加有关。

其次，皮肤老化也是引起毛孔粗大的重要原因，年轻态的皮肤胶原纤维数量充足、排列紧密，毛囊皮脂腺开口周围被胶原纤维紧紧"簇拥着"，当然毛孔看起来小一些，甚至可以"隐形"，但是随着皮肤老化以及年龄增长，真皮层弹性纤维与胶原蛋白减少、排列紊乱，结构破坏，毛囊皮脂腺开口周围没有了支撑结构就会塌陷，视觉上就显得皮肤松弛、毛孔粗大。但是整体来说，黄种人相对于其他种族皮肤毛孔较小，而黑种人的皮肤结构略有不同，因其真表皮连接处为石笋样连接，所以毛孔较大。

最后，不同皮肤部位毛囊大小不同，毛孔也就不同。另外，整体来讲，男性毛囊较女性粗大。

针对毛孔粗大的发生的原因，我们所有的治疗是以"疏通毛孔、减少油脂分泌、重塑胶原层"为原则。

外用药：主要是各种酸类，包括维A酸及其衍生物如阿达帕林、他扎罗汀等；化学焕肤：20%～70%浓度果酸，30%浓度水杨酸等。这些外用药在使用过程中可能会出现皮肤不耐受即皮肤发红、刺痛、干燥、脱屑等情况，使用时要遵医嘱。

口服药：异维A酸胶囊、抗雄激素制剂，如避孕药、螺内酯等。所有的口服药物一定要在医生指导下使用，患者使用异维A酸期间要严格避孕，并且停药3个月以后才能备孕，同时治疗期间要检测肝功能、肾功能、血糖等。还要注意，口服控油和改善毛囊角化药物一般在皮脂溢出比较明显的时候才使用。

对于皮肤出油和毛孔粗大，口服和外用药一般至少8周时间才起效，想要速见成效的患者，就需要考虑医美手段了。

医美的目的是实现皮肤年轻化，主要作用机制为刺激毛囊皮脂腺开口周围胶原纤维重塑，将毛孔"撑起来"。注射类治疗如"水光针""玻尿酸填充"等也是利用这个原理。激光治疗则可以减少皮脂腺油脂分泌，在"水光针"中添加肉毒素也有抑制油脂分泌的作用。

当然，也可以多种手段联合治疗，注射类的即时效果比较明显，而激光、光子、射频等治疗刺激胶原增生还需要一定时间，效果一般在 1 个月以上体现，3 个月左右效果最佳。

值得注意的是，有些患者既往患有严重的痤疮，恢复以后遗留较多冰锥型"痘坑"，看起来像是十分粗大的毛孔，这种改善起来比较麻烦，需要找医生面诊后多手段联合治疗，其恢复所需时间更长。

任何治疗都不是一劳永逸的，随着年龄增长、老化等因素，就算做了医美，毛孔可能又会回到之前的形态或者日趋松弛变大。如果"不差钱"的话，定期医美保养是很不错的选择，最重要的是保持良好的生活习惯和护肤习惯，改善整体皮肤状态。

（西安交通大学第二附属医院　何淑娟）

❀ 用什么治好你，我的"痘印"

"痘痘"经过口服及外用药物治疗可以得到很好的控制，但是"痘痘"后期容易留下"痘印"，黑黑红红的，使得面部看着很不干净，十分影响美观，并且"痘印"自然消退时间长。有研究发现，黑素痘印存在 5 年以上的皮损仍有 25%，给患者的身心健康影响甚至超过了"痘痘"本身。有时候严重的"痘印"用粉底都无法遮盖住，这时就需要依靠医学手段加速"痘印"的消除。

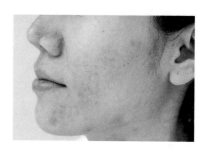

红色"痘印"以消炎去红为主，首先要做好保湿，保护皮肤屏障。如果"痘痘"比较稳定，那么最好的

改善方式是强脉冲光治疗，配合一些抗炎治疗，如水杨酸、壬二酸及红光照射。治疗后外敷舒缓、修复类面膜，一周 2～3 次。最重要的是治疗期间注意防晒，避免过度的摩擦刺激，否则红色"痘印"很快会转为褐色的"痘印"。

褐色"痘印"是局部伴有色素的沉积，又称炎症后色素沉着。"痘印"本身可以通过皮肤反复的代谢慢慢淡化直至消失，年轻时候皮肤代谢能力还比较强，"痘印"可在 1 个月左右消退，但是随着年龄增长，基础代谢和皮肤代谢会变慢，"痘印"就消得更慢了，甚至数月至数年都无法完全消退，这个时候可以配合一些加速皮肤代谢或者加速黑色素代谢的药物。

加速皮肤代谢：①维 A 酸，可以加速皮肤代谢，但是有一定刺激性，用棉签或者牙签点涂"痘印"处，一定要少量，避光使用，用后局部皮肤会有脱屑，部分敏感皮肤患者使用时会有发红、刺痛等反应；②果酸与水杨酸：改善过度堆积的角质细胞，提亮肤色，促进皮肤新陈代谢，加快黑素颗粒的排出，减轻色素沉着。

减少黑色素生成：①维生素 C，口服或者外用左旋维生素 C，可以阻断黑色素合成，减少紫外线对黑色素形成的影响，尤其适合褐色"痘印"；②烟酰胺，可以抑制黑色素的合成、沉积，加速其代谢，同时还有一定抗炎作用，对于深色痘印可以效果很好；③氨甲环酸，即传明酸，口服制剂具有止血作用，但因为其可以阻断黑色素的合成途径，已被广泛应用于皮肤美白行列，可以在红色痘印期间就开始服用，但是要注意，对于有凝血障碍或者其他血液系统疾病，以及月经期间的患者不建议使用。现有外用制剂传明酸精华液，直接涂抹或添加到水光针里注射，美白、祛褐色"痘印"效果都很显著。

外用药的祛"痘印"效果也是需要一定时间，实在等不及的患者可以考虑求助于医美手段。

（1）强脉冲光：可以靶向破坏血红蛋白和黑色素，破坏扩张的血管，从而减少炎症，对红色"痘印"和黑色"痘印"都有效果，尤其适合刚遗留的红色"痘印"，同时还有提亮肤色、嫩肤的功效。

（2）点阵激光及射频：激光和射频总是放在一起，因为其作用机制相似，激光或射频作用于皮肤后，造成肉眼不可见的局部真皮层热损伤灶，同时启动了皮肤修复机制，一部分黑色素随着皮肤表面的结痂直接脱落，一部分在真皮内被代谢吸收，这样"痘印"就被清除了。

（3）"水光针"注射：外用药较少被皮肤吸收，需要用量很大，所需时间也长，如果将这些药物直接注入真皮层，就可以更直接地发挥作用，水光针就可以做到，同时可以补充皮肤所需的其他营养物质，提亮肤色，淡化"痘印"。

总之，医美是通过外在手段加快了"痘印"的代谢。但要注意的是，一定在"痘痘"稳定的时候进行，否则可能加重病情。此外，也可以多手段联合治疗，如口服药联合外用药物、果酸联合强脉冲光、点阵激光联合强脉冲光等。

但是，不管任何治疗，最重要的一点是在日常生活中注意防晒，必要时打遮阳伞、戴帽子、戴墨镜、戴口罩，因为紫外线会激活黑色素合成酶活性，还会造成胶原损伤，加速皮肤老化，"痘印"就难以祛除了，甚至会加重。平日多食新鲜水果、蔬菜，多饮水，保持运动和良好的心态，身体年轻了皮肤也会跟着年轻的！

（西安交通大学第二附属医院　何淑娟）

✿ "痘痘"引起的瘢痕有哪些类型

痤疮瘢痕可表现为萎缩性瘢痕、增生性瘢痕和瘢痕疙瘩。其中萎缩性瘢痕又可分为冰锥型、滚动型和箱车型痤疮瘢痕。具体见如下表格。

类型	特点	示意图
冰锥型	常见于面颊部，直径较小（＜2毫米），可深达真皮及皮下组织，其开口小，边缘陡峭，可发展为滚动型或箱车型瘢痕	
滚动型	可为环形或线状，直径常大于4毫米，边缘缓和，呈波浪状外观，是由于受真皮或皮下纤维组织牵拉而形成	
箱车型	深度可较浅（＜0.5毫米）或较深（＞0.5毫米），直径常为1.5～4.0毫米，边缘陡峭锐利，似垂直的墙壁	

增生性痤疮瘢痕也称为增殖性痤疮瘢痕、肥大性痤疮瘢痕或肥厚性痤疮瘢痕。增生性痤疮瘢痕又分为增生期、减退期及成熟期。

分期	特点
增生期	指创面愈合后1～6个月，此期表现为瘢痕充血，面积增大
减退期	指创面愈合后6个月～1年，此期瘢痕面积逐渐变小，颜色变为棕色
成熟期	指瘢痕形成1年后，此期瘢痕体积固定，颜色暗或接近周围正常皮肤

（毕节市第一人民医院　林伟清）

✿ "痘疤"，我该怎样面对你

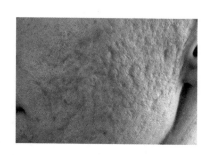

"痘疤"，即痤疮后瘢痕，是痤疮后常见的并发症，包括凹陷性瘢痕（痘坑）和增生性瘢痕。

临床上"痘坑"的形态分为滚动型、箱车型和冰锥型，不同类型的痘坑治疗方法和疗效不一样。滚动型凹陷性瘢痕，层次较深，皮下分离、玻尿酸及其他填充治疗更有效，光电治疗亦有效果，但需要多次治疗，可以配合皮下分离一起治疗，化学焕肤效果一般；箱车型凹陷性瘢痕边缘锐利，基底较深，临床上使用点阵激光结合皮下分离及微针治疗效果较好，填充物及化学焕肤效果不好；冰锥型凹陷性瘢痕开口小，基底深，临床治疗比较顽固，多推荐使用 70%~100% 三氯乙酸做化学瘢痕重建治疗，但色素较深的人群会出现色素沉着或色素脱失的现象，患者皮肤日光反应性分型为三级到四级时，可以考虑使用点阵激光的磨削模式，结合点刺治疗效果更好。

痤疮后瘢痕按照其创伤愈合的发生发展过程可分为炎症期、肉芽期、重塑期、瘢痕期，根据不同时期的病理生理特点可选用不同的治疗方法。炎症期是红肿热痛较为明显的一个时期，可以选用 He-Ne 激光、红光（LLLT）、830 半导体激光进行治疗，利用光调作用，减轻炎症反应；肉芽期是血管形成和表皮再生的时期，可以选用染料激光、IPL/DPL、长脉冲1064 激光、光动力治疗等方法治疗，避免瘢痕过度增生；重塑期是胶原降解后再生、重塑的时期，可选用染料激光、IPL/DPL、1064 激光 / 皮秒、射频、剥脱或非剥脱激光，刺激胶原的再生；瘢痕期是胶原过度增生的时期，可以选用离子束、皮秒、二氧化碳或铒激光剥脱点阵激光、射频进行治疗。需要注意的是，痤疮瘢痕形成的不同时期的表现，可能会同时存在于患者的颜面部，一定要根据医生的意见，选择最合适的治疗方式。

对于增生的瘢痕疙瘩，可以选用皮损内注射的方法进行治疗，可选用 10 毫克或 0.1 毫升曲安奈德 +0.9 毫升 5- 氟尿嘧啶混比皮损内注射治疗（2 周 1 次），注射后可以进行人工点阵激光治疗（1 个月 1 次），或者使用 27G 针头间隔 3 毫米垂直穿透瘢痕，模拟人工点阵激光，（1 个月 1 次），用 5 支地塞米松针水：1 支氟尿嘧啶针水进行湿敷，每天 2 次。术后一定要注意防止感染，这种治疗方式也存在色素沉着、治疗及治疗后疼痛明显等不良反应。

总之，治疗痤疮后瘢痕的手段多样，不同类型的皮损可选择不同的治疗方法进行治疗，也可以根据患者自身的病情、皮肤类型以及不同治疗方法的特点进行联合治疗，越早治疗越好。

（昆明医科大学第一附属医院　邓圆圆　杨智　何黎）

❀ "痘痘"为什么会反反复复

"痘痘"的反复发生是让患者及医生非常头疼的问题，有的时候治疗好了，过一段时间莫名其妙再次发作，非常令人苦恼。那么，痘痘为什么老是反反复复呢？

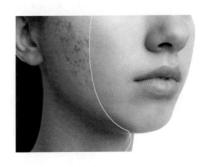

1. 未规范治疗

由于患者自诊自疗和不正规的美容治疗，造成用药不当或由于药物本身的副作用易引起痤疮反复发作。抗生素选择不当或不规范使用，包括选择红霉素、喹诺酮类等水溶性抗生素；单独或长期使用某类抗生素等，不仅对抗痤疮丙酸杆菌的针对性差，而且易诱导耐药性，导致痤疮反复发作；未经规范就诊盲目滥用激素，如长期外用复方醋酸地塞米松乳膏（皮炎平）、复方酮康唑软膏（皮康王）等也会造成痤疮反复发作，且不规范的使用会引起肾上腺皮质激素中雄激素的受体激活，反而使痤疮增加；此外，治疗过程中未重视刺激性外用药物的副作用，治疗时忽视皮肤屏障的修复及全程管理，也会导致痤疮的疗效不佳和反复发作。

2. 治疗疗程不够

痤疮是一种慢性炎症性皮肤病，容易反复发作，痤疮患者不可自行停药，必须坚持治疗并定期复诊，由专业医生决定是否停药或更改治疗方案。治疗过程中，维持治疗可减轻并预防痤疮复发，是痤疮整体治疗的重要组成，维持治疗疗程通常为3～12个月。临床上使用维A酸类药物时，在皮损控制后可适当减少剂量继续巩固治疗2～3个月或更长时间。痤疮反复发作也应重视痤疮的全程管理，在日常生活中还应继续接受医生在合理作息、调节饮食、控制体重、正确护肤等方面的指导，将重心从痤疮的治疗转移到预防痤疮的复发。

3. 护肤不当

护肤不当也是导致"痘痘"反复发生的重要外源性因素。频繁清洁皮肤或选用过强的清洁剂会破坏皮肤的天然屏障，加重皮肤干燥，刺激皮脂腺的分泌，使皮肤出油更多，导致痤疮反复发作。日常护肤中应根据年龄、性别、皮肤类型、季节变化及身体部位的不同，使用适合痤疮皮肤的温和清洁用品。应谨慎使用粉底、隔离、防晒剂及彩妆等化妆品，尽量避免化妆品性痤疮发生。

此外，不重视皮肤屏障修复也容易使"痘痘"反复。在皮肤角质层，细胞之间通过体表脂膜和天然保湿因子共同组成"砖墙样结构"，形成一道人体天然保护屏障。当表皮完整时，皮肤的细菌、真菌或病毒等共生菌不致病；而一旦皮肤屏障破坏，共生菌进入真皮引发免疫性炎症反应。当皮肤屏障受损时，微环境有利于致病性痤疮丙酸杆菌的繁殖，加重痤疮或引起痤疮反复发作。皮肤屏障功能受损后，经表皮水分丢失增加，皮肤出现干燥、脱屑、敏感等。一些痤疮治疗方案，如包含不正规的护肤品和激素类药膏均易损伤皮损屏障功能。因此，适当选择修复皮肤屏障功能的护肤品，可维持皮肤的正常状态，对预防痤疮复发有较好的效果。

4. 诱发因素未能祛除

导致"痘痘"发生的因素非常复杂，除了年龄和体质本身的因素外，还有许多因素在治疗过程中需要引起注意。

女性患者痤疮反复发作需考虑与多囊卵巢综合征相关，多囊卵巢综合征是青春期及育龄期女性较常见的内分泌紊乱综合征，临床表现主要包括月经失调、不孕、多毛、痤疮和肥胖等，这些均与高雄激素血症有关。雄激素会导致皮脂产生增多，当伴发致病微生物感染时会导致痤疮反复发作。建议完善妇科彩超及内分泌系统检查，根据结果考虑是否使用雌孕激素。此外，一些其他因素也非常重要，比如患者是否注意生活规律、清淡饮食，尤其是避免高糖、高脂食物及牛奶的过度摄入。对于肥胖患者也需要适当控制体重，吸烟的患者应该戒烟。

综上，临床上医生需要依据《中国痤疮治疗指南（2019修订版）》进行分级、精准治疗，辅以功效性护肤品的使用，以期达到最好的治疗效果，又避免过度治疗。同时加强对患者的健康教育，做好痤疮的全程管理（详细内容请参考第十二章）。

（云南省第一人民医院　吴一菲）

✿ "痘痘"患者是否需要心理疏导？如何保持健康的心理状态

小杨（化名）今年 18 岁，目前正在读高三。原本长相俊朗、品学兼优，从初中开始，他的脸上就开始长"痘痘"。起初，"痘痘"不多，自己和家人都没有重视，但随着高三压力大，经常熬夜，脸上的"痘痘"愈发严重。

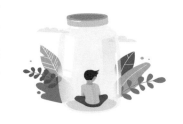

处于青春期的小杨非常在意自己的外表，他拒绝出门，迫不得已出门都是低着头走路；他再也不敢直视别人的眼睛，再也不让别人靠近他；他喜欢戴口罩，喜欢黑暗，因为这样就没人可以看到他。最后，小杨因为"痘痘"选择了休学。

可见，长在面部的"痘痘"不仅有碍颜值，更是青年男女自信的"杀手"。

事实上，"痘痘"的发生和心理、精神因素互相影响，互为因果。越来越多的证据表明，"痘痘"造成的心理影响与患者年龄、性别、自我意识状态、疾病严重程度、朋友和家庭的关心支持、患者的性格及应变能力有关。

青少年处于身心发育的关键时期，伴随生理发育，大多数青少年患有"痘痘"，而"痘痘"带来容貌方面的影响会使他们害怕参加社会活动，不愿与人交往，自我封闭，长时间处于焦虑、易怒或挫折感的情绪中，养成孤僻、暴躁的性格。有研究显示，38.4% 痤疮患者有焦虑症状，23.1% 痤疮患者有抑郁症状，12.9% 痤疮患者有因痤疮产生的自杀念头。研究表明重型痤疮患者取得的事业成就感下降，失业率明显增加。

目前，心理因素引起"痘痘"的原因尚不明确，大多数学者认为长期的心理压力导致内分泌紊乱与"痘痘"的发生密切相关，在压力作用下机体肾上腺皮质激素和雄激素分泌增加，从而引发和加重"痘痘"。相反，"痘痘"的改善与抑郁、焦虑等症状的减轻有关，改善"痘痘"又能够进一步减轻患者的心理压力，从而产生良性循环。

的确，我们应该重视痤疮对心理的危害，治疗皮肤病时，还需要对"痘痘"患者进行心理疏导。对患者而言，需要告诉他们："脸上有痤疮并不是你们的错，这并不意味着，你就比别人丑，比别人差，人生的价值绝不是靠脸衡量的，所以，请挺起你们的胸膛，勇敢走出去！不用担心，不用害怕，你会发现，真正爱你的人，绝不会在意那些暂时的瑕疵，更何况，痤疮找对医生，科学规范治疗，是能够有效控制甚至治愈的。"

而对于父母，请多关心孩子，青春痘对你们而言是小事，可对青春期的孩子而言，可是头等大事。千万不要因为你们的忽视，而给孩子留下一生的痛。

（昆明医科大学第一附属医院 杨建婷 孙东杰 何黎）

❀ 长了"痘痘"后，为什么脸总是像"红苹果"

在"痘痘"人群中，经常看到如"红苹果"般的面颊，这种情况医学上认为是痤疮合并有敏感性皮肤，老百姓称之为"痘敏肌"。通常表现为痤疮患者面颊等特定部位皮肤受外界轻微刺激（护肤品、清洁剂、冷风、遇热等）出现紧绷、灼热、刺痛、瘙痒，有时可出现红斑或毛细血管扩张。如何预防"痘敏肌"的产生？首先需了解和分析其产生的原因。

1. 疾病本身的影响

"痘痘"人群常皮脂腺分泌旺盛，皮脂成分异常，痤疮丙酸杆菌异常增多，可介导局部炎症反应，破坏皮脂膜和皮肤微生态，引起皮肤屏障功能受损，皮肤就容易出现潮红、灼热、刺痛等症状。研究发现Ⅲ型痤疮患者更容易出现皮肤屏障受损，继而发生"痘敏肌"。

2. 护肤品使用不当

很多长"痘"的人一开始并没有去医院正规诊治，而是"自学成才"或轻信"朋友"的三无"祛痘"产品，长期使用非正规渠道销售、添加激素或不明成分的产品，不仅不能有效治疗"痘痘"，反而会加重疾病的进展，同时损伤皮肤"保护层"，破坏皮肤屏障，形成"痘敏肌"。好好保护自己的皮肤，你对她什么态度，她对你就是什么态度。

3. 过度清洁

"痘痘"人群绝大部分是"大油田"，为了使面部更加"干净"，很多人会频繁使用清洁能力较强的洗面奶、洗脸刷、磨砂膏、洗脸仪等。但是皮肤真的越"干净"越好吗？我们人体皮肤的最外层是微生物屏障，包括细菌、真菌、病毒，正常皮肤中他们相当稳定，皮肤微生态平衡的维持在自洁、构成角质层屏障结构的方面起着重要作用。其次，由皮脂腺分泌的脂质如角鲨烯、单酯蜡、胆固醇和胆固醇酯等与汗液一起形成皮脂膜，具有保湿作用。然后是由角质细胞和细胞间脂质（主要是胆固醇、神经酰胺、游离脂肪酸）构成的"砖-墙"结构，也是皮肤屏障中最重要的结构。这三者一起构成人体的第一道天然屏障，有防止皮肤水分流失、保湿、抵抗微生物入侵、杀菌、抗氧化等作用。过度清洁会破坏皮肤微生态，损伤皮肤角质层和脂质膜，使皮肤屏障受损，导致皮肤含水量下降、皮肤变薄、毛细血管扩张等，形成"痘敏肌"。

4. 抗痤疮外用药物的影响

阿达帕林、维A酸等药品，具有改善毛囊皮脂腺导管角化、溶解粉刺、抗炎、预防和改善痤疮炎症后色素沉着和痤疮瘢痕等作用，但这些药大部分对皮肤有不同程度的刺激性。如维A酸可有效治疗闭口、丘疹、鸡皮，但此药剥脱作用强，不当使用会损伤皮肤屏障，使皮肤产生红斑、灼热、干燥、脱屑等症状，导致"痘敏肌"的发生。

5. 错误刷酸

刷酸属于化学焕肤，使用于临床可追溯至1974年DR. Eugene Van Scott和DR. Ruey Yu用果酸成功治疗鱼鳞病患者，指将浓度适宜的酸刷在皮肤表面，经酸作用去除皮肤外老废角质，加速皮肤新陈代谢，进而促进新生皮肤生长，让皮肤焕发内部柔嫩光泽的一类操作。根据皮肤状态，刷酸治疗频率为2~3周1次，如果频繁刷酸、用酸浓度过高或酸停留在皮肤上的时间过长，均不利于皮肤屏障的修复，使皮肤失去保护作用而变得敏感。

6. 光电治疗术后

光电治疗可用于改善痤疮后遗症，如瘢痕、红斑等，但这些光与组织的相互作用会导致皮脂膜和皮肤"砖-墙"结构不同程度的损害，短期内使皮肤脂质减少、水分流失，使皮肤屏障受损。这种损伤的程度受患者治疗前自身皮肤状况、治疗时参数的选择等影响。因此，光电治疗应严格把握适应证和禁忌证，避免对皮肤造成"二次伤害"。另一方面，若术后忽略了创面的保护和修复，会加重皮肤屏障的受损，更易并发"敏感肌"。

7. 生活习惯和情绪波动

如高糖辛辣饮食、熬夜、日光暴露、情绪变化等，这些因素通过影响体内激素水平、皮肤代谢及刺激炎症介质释放、表皮神经末梢等，让原本就饱受苦难的皮肤雪上加霜，进一步削弱皮肤保护能力，加重皮肤敏感和不适。

（昆明医科大学第一附属医院　何倩　邓圆圆　何黎）

❀ "痘敏肌"该如何进行日常护理

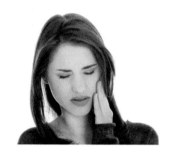

张小医（化名）经常在门诊和网上看到这样的求助信息：医生，快救救孩子吧，长"痘痘"好几年了，最近脸部经常发红、发烫，特别是洗完脸之后，刺痛、刺痒得厉害！用上日常使用的护肤品也特别刺激，我该怎么办？

这是"痘痘"合并皮肤敏感了！即"痘敏肌"。护理上要比单纯的"痘肌"更加小心翼翼。但是别担心，可以跟医生一起来学习。

谨记护肤四步曲：清洁、补水、保湿、防晒！

1. 清洁

可用35℃左右的温水清洁皮肤，若仍然感觉皮肤油腻不适，可以使用较为温和的保湿类洁面乳或洁面慕斯进行清洁。在手上挤适量的洗面奶，轻轻揉开，再按照从下到上、从里到外的打圈方式进行涂抹。注意，清洁效果取决于产品本身而不是力气大小，所以手法一定要轻柔，对脸蛋不要太狠心。

清洁力度：洁面乳＜洁面慕斯＜洁面泡沫。泡沫型产品清洁能力最强，但"痘敏肌"并不适用。

2. 补水

清洁皮肤后一定要注意皮肤的保湿和修复。可选择具有舒缓、修复皮肤屏障功能的保湿水，成分应安全，不含香料、酒精。用手轻轻拍在面部，避免用化妆棉，以免摩擦加重"痘敏肌"。此外，在较为干燥的季节以及季节交替时，还可每周用2~3次保湿面膜进行深度补水。

爽肤水、紧肤水和柔肤水统称为化妆水，油性皮肤推荐使用紧肤水，中性皮肤推荐使用爽肤水，干性和敏感性皮肤推荐使用柔肤水。但要注意的是，使用这种化妆水补水的次数不宜过多，否则会导致使皮肤角质层过度水合反而损伤皮肤屏障。

3. 保湿

夏季皮肤爱出油时，可以选用质地清爽的舒缓保湿类乳剂、凝露进行保湿；当秋冬季节来临，皮肤易干燥、脱皮，则用保湿力度更为强大的霜剂，T区油脂分泌相对旺盛，可继续用乳剂保湿。总而言之，要依据皮肤性质、部位、季节特点来进行护理。

取适量面霜，倒入手心，从脸部易干燥的脸颊或者眼睛四周开始涂抹，并沿肌肉走向轻轻抹开。

"痘痘"合并皮肤敏感切忌多种产品堆叠，以免增加皮肤负担，护理需要化繁为简。

注意，精华最好慎用。皮肤表面存在着细菌，细菌生长需要营养物质，如果在"痘痘"部位使用精华液、精华素等产品，很容易加重感染。

4. 防晒

防晒分硬防晒和软防晒。硬防晒通常指使用物理遮挡的方式来阻挡紫外线，如遮阳伞、太阳眼镜、防晒口罩、防晒服、防晒袖套等；软防晒指涂抹防晒霜等皮肤防晒产品。

硬防晒以防晒伞为例，选购防晒伞时最好选择标注 UPF

值大于 40 的防晒伞，可以有效阻挡阳光，配合有宽大帽檐的帽子和口罩，可以达到良好的防护效果。

软防晒分物理防晒、化学防晒以及混合防晒。物理防晒主要成分为二氧化钛和氧化锌，能在皮肤表面形成一层保护膜，反射紫外线达到防晒效果。优点是即涂即防晒，无须等待，刺激性较低；缺点是质地稍显厚重，涂抹在皮肤表面容易泛白。"痘敏肌"、孕妇、哺乳期妇女推荐使用。化学防晒成分为各种能够吸收紫外线有机化合物，对皮肤有一定的刺激性。优点是质地轻薄不黏腻；缺点是需要在出门前 15～30 分钟涂抹才能有效发挥防晒效果。敏感肌肤不建议使用。混合防晒：同时混合化学防晒成分和物理防晒成分，市面上大多是这类产品。

"痘敏肌"患者应选择清爽不油腻、含水量高的乳剂，尽量选用不易致敏的物理防晒剂，按照由上至下的顺序涂抹于前额发际、额、耳、鼻、颊、口周、项部、颈侧、颈前、胸前 V 区以及手背、腕伸侧等曝光部位。对于日常通勤族来说，防晒霜的 SPF 值应不低于 20，PA 至少 ++。紫外线辐射强烈地区、户外活动时间较长、长期暴露在日光灯下或者电脑屏前，需要适当加强防晒。

（昆明医科大学第一附属医院　张圆瑾　邓圆圆　何黎）

❀ "痘敏肌"的综合治疗，和"红苹果"说拜拜

"痘敏肌"并不可怕，可怕的是未及时或错误治疗，使皮肤反复遭受刺激进一步破坏皮肤结构，甚至造成不可逆的损容性伤害。"痘敏肌"的治疗原则是在祛"痘"的同时注意皮肤屏障的修复，以恢复皮肤正常生理功能和提高皮肤耐受为目的，加强健康教育、控制炎症、降低神经血管高反应性。具体应做到以下几点。

1. 科学护肤

护肤要遵循清洁、补水、保湿、防晒四条原则。可使用温和的洁面产品，一天不大于 2 次；选择温和的具有舒缓、修复皮肤屏障的功效性护肤品进行皮肤护理；防晒首选硬防晒，如打遮阳伞、戴宽大帽檐的帽子、戴防晒口罩等，外用防晒产品应温和不刺激（尽量选择物理防晒剂），防晒系数根据所在地区紫外线强度有所侧重。

2. 皮肤屏障精准修复

皮肤分表皮和真皮，而表皮由内而外又分为基底层、棘层、颗粒层、透明层（掌跖）、角质层。可根据皮肤屏障受损的不同层次进行分层修复，实现精准治疗，达到精确、快速修复皮肤屏障的目的。

3. 药物治疗

皮肤敏感症状严重者，可酌情配合药物治疗。如瘙痒、刺痛明显，可口服西替利嗪片、氯雷他定等药物；如红斑、灼热症状明显，可口服卡维地洛、外用酒石酸溴莫尼定等改善症状。对于伴有焦虑、抑郁状态者可在医师指导下抗焦虑和抗抑郁治疗。

4. 光电治疗

红光具有抗炎和促进皮肤屏障修复的作用，黄光可促进细胞新陈代谢，降低末梢神经纤维兴奋性的作用，对降低皮肤敏感程度、改善皮肤敏感症状都是不错的选择。585nm、595nm、1064nm 脉冲染料激光可以封闭局部毛细血管，对于控制扩张的毛细血管有一定治疗效果，待皮肤敏感程度减轻之后可用于改善面部毛细血管扩张。"痘敏肌"行光电治疗应做到治疗前客观评估皮肤屏障功能，治疗时选择合理的治疗参数，治疗后正确地护理皮肤，才能使皮肤屏障功能更快更好地得到修复，避免因光电治疗加重皮肤敏感。

5. 健康教育

"痘痘"是一种多因素的慢性炎症性疾病，合并皮肤敏感治疗周期更长，应在医师的指导下遵医嘱进行治疗与定期随访，根据患者的实际情况调整治疗方案。日常生活中，避免各种可能刺激皮肤的因素，如日晒、滥用化妆品、进食辛辣食物、饮酒、情绪波动、密闭的热环境、错误刷酸、不当的光电治疗等，多食富含膳食纤维和维生素的深色蔬菜、水果，保持大便通畅，规律作息。同时，患者应保持良好的心态，有战"痘"胜利的决心和信心，和医生一起使皮肤恢复并维持在一个良好的状态。

（昆明医科大学第一附属医院　邓圆圆　何黎）

"痘痘"的全程管理

❀ 怎么吃能改善"痘痘"

患者 A：在国外读大学，脸上起"痘痘"3 年，喜欢甜食、牛奶，每天用牛奶代替水，听从医生的建议减少甜食、牛奶摄入后，"痘痘"明显改善。

患者 B：白领，四川人，脸上起"痘痘"2 年，大学毕业后从四川到北京工作后开始出现"痘痘"的。每日工作繁忙，经常熬夜，饮食方面喜欢吃辣的，但是原来在四川的时候也是吃辣的，并没有"痘痘"。

通过以上两个案例想告诉大家的是，饮食不是引起痤疮的主要原因，但它是影响或加重痤疮的一个因素。那么，怎么吃对改善"痘痘"有帮助呢？

1. 低糖饮食

我们应该知道，高糖饮食会加重痤疮，那么，低糖饮食是否能改善痤疮呢？在一项对 31 名 15～25 岁男性痤疮患者进行饮食干预 12 周的试验中，低糖饮食受试者的皮肤表面饱和脂肪酸与单不饱和脂肪酸的比例增加，而饱和/单不饱和比率的增加与痤疮病变计数呈负相关，得出的结论是低糖负荷饮食不利于痤疮的生长。另一项平行随机对照试验显示，66 名受试者中接受低血糖指数（GI）与血糖负荷（GL）饮食者的游离胰岛素样生长因子 -1（insulin-like growth factor-1，IGF-1）浓度显著下降，说明低 GI 与 GL 饮食有利于改善痤疮。

2. Omega-3

含 omega-3 的多不饱和脂肪酸食物（鱼类及海产品）可以抑制促炎症因子白三烯 B4 的合成，降低痤疮的发生率。从饮食中摄入的 omega-3 和 omega-6 脂肪酸的比例是调节炎症机制的因素之一，大量摄入 omega-3 脂肪酸可抑制促炎细胞因子的产生，这些细胞因子对寻常痤疮有治疗作用；且 omega-3 脂肪酸具有降低 IGF-1 水平的能力，这也表明它们可能对治疗痤疮有益。在一项研究中发现 45 名受试者在补充 10 周的富含 omega-3 的脂肪酸后，炎症性和非炎症性痤疮病变均明显减少。

3. 膳食纤维

膳食纤维是一种既不能被肠胃所消化吸收，也不能转化成能量的多糖。摄入足量的多种膳食纤维，能促进肠道健康微生物菌群的生长，而许多研究认为肠道菌群失调可能与痤疮的致病过程有关。因此，膳食纤维摄入不足，可能会诱发或者加重痤疮，高纤维和低碳水化合物含量的饮食可以通过各种机制改善寻常痤疮。在一项研究中，每天食用 30 克高纤维素早餐麦片的寻常痤疮患者，皮肤状况显著改善。

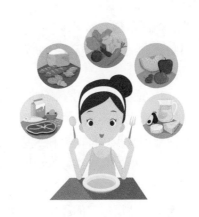

最后，痤疮的膳食建议是轻、中度痤疮的一种辅助治疗方法，值得注意的是，痤疮的膳食改善要坚持至少 10 ~ 12 周才能看到良好的效果。

（中国医学科学院整形外科医院　闫言）

✿ 哪些好习惯可以预防"痘痘"

1. 保持心情舒畅，舒缓压力。心情烦闷、压力增大、精神紧张都会导致"痘痘"增多，所以，做一个"静心的美少女"，"痘痘"也会少上门的。

2. 科学饮食。注意尽量避免油腻、辛辣刺激的食物，清淡饮食，多吃新鲜蔬菜、水果，保持大便通畅，同时需要避免高糖饮食（如奶茶、碳酸饮料、高糖果汁、奶油蛋糕、冰激凌等），

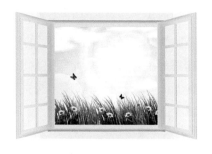

限制乳制品尤其是高脂牛奶的摄入，适量多饮水，避免暴饮暴食。

3. 适当运动、控制体重。体重显著降低的痤疮患者其游离雄激素水平降低，可改善胰岛素敏感性，皮脂腺明显减小，炎性细胞减少。同时有研究表明，体重指数（BMI=kg/m²）降低的痤疮患者其疾病复发率明显降低。

4. 规律作息，避免熬夜。很多人可能会有晚上熬夜，第二天早上"爆痘"的经历，所以尽量避免熬夜！

5. 注意个人卫生。经常换洗枕巾及床上用品，同时注意睡觉时不要让脸部在枕头或者被子上摩擦。

6. 避免自行挤压和搔抓"痘痘"，尤其是炎性皮损，挤压后可能导致炎症扩散。

7. 科学护肤正确选择功效性护肤品，并通过正规途径购买具备卫生许可证、产品合格证、生产批号及产品成分等标识的护肤品、面膜或化妆品；谨慎使用或选择粉底及彩妆等化妆品；严格防晒。

（山东大学齐鲁医院　李颖）

❀ "痘痘"是否需要定期复诊？如何进行全程管理

痤疮是一个慢性炎症性皮肤疾病，它的治疗需要个性化、

精准化。不同类型、不同分期、不同阶段治疗手段均不一样。所以在痤疮的治疗中，需要定期复诊，以便医生及时根据病情的变化，调整治疗方案，这样不仅有助于减少药物副作用，还能更好地控制痤疮。

正因为痤疮的病程长、易复发，所以除了定期随访，还需要进行全程管理。在规范治疗的基础上，要将健康的生活饮食习惯及科学护肤、修复皮肤屏障贯穿始终，达到有效控制皮损发生，减少复发，治疗、美观、预防一体化的目的。

1. 保持健康的生活、饮食习惯和良好的情绪

（1）忌口：减少辛辣甜腻、奶制品的摄入，多食蔬菜、水果。

（2）健康生活习惯：规律作息，避免熬夜、长期使用电脑、暴晒等。

（3）心理辅导：特别是重度痤疮患者，易出现焦虑、抑郁等心理问题，需配合心理辅导，必要时口服抗焦虑药物。

2. 科学护肤、修复皮肤屏障

应依据自己的皮肤类型、皮损特点选择合适的功效性护肤品。油性皮肤选择以控油、保湿、修复皮肤屏障为主的功效性护肤品；混合型皮肤应分区护理：在油脂分泌较多的部位，如T区（额部、口鼻周围）选择以控油成分为主的功效性护肤品，面颊部选择具有保湿、修复皮肤屏障成分的功效性护肤品；敏感性皮肤或者长期使用维A酸类药物出现干燥、脱屑、敏感等皮肤屏障受损时，选择具有舒缓、抑制炎症、修复皮肤屏障成分的功效性护肤品；化学焕肤、光电治疗后，需选用具有舒缓保湿、修复皮肤屏障功能的功效性护肤品。

3. 分级诊疗

仅有粉刺和少量丘疹的轻度痤疮患者不提倡药物治疗，可选用具有控油、角质溶解、抗炎、抗菌的功效性护肤品配合化

学焕肤治疗。

以炎性丘疹为主要表现的中度痤疮，推荐外用维 A 酸类、抗生素类药物，配合水杨酸或复合酸、红（蓝）光治疗。

大量炎性丘疹、脓疱的中度痤疮患者及以囊肿、结节为主要表现的重度痤疮患者，炎症期需系统口服抗生素（多西环素、米诺环素等）、异维 A 酸等，必要时短期小剂量口服糖皮质激素控制症状或联合光动力治疗。稳定期减少药物用量，坚持使用功效性护肤品，配合点阵激光、强脉冲光等医美治疗改善凹陷性瘢痕及炎症后红斑、色素沉着。

4. 定期随访

炎症期每月复诊，根据皮损及皮肤状况及时调整治疗及护肤方案；稳定期注意维护皮肤屏障功能，1~3 个月复诊 1 次；若有复发需及时就诊。

（昆明医科大学第一附属医院 邹丹丹 邓圆圆 何黎）

69